KB111861

맛과 건강

이 맛에 산다

최병갑

상지대학교 한의과대학을 졸업하고 원광대학교 한의과대학에서 석박사 학위를
취득했다. 원광대학교 한의과대학 한방병원 수련의 및 내과과장, 상지대학교
한의과대학 내과 겸임교수를 역임했으며, 천호동 금강산한의원 원장을 지낸 뒤
현재 면목동 태온한의원 원장으로 있다.
저서로『제대로 먹어야 몸이 산다』(2008),『마트 재료로 보약 만들기』(2008),
『병 안 걸리고 사는 역체온 건강법』(2011)이 있다.

맛과 건강 이 맛에 산다

초판 1쇄 인쇄 2020년 8월 1일
초판 1쇄 발행 2020년 8월 5일

지은이 최병갑
펴낸이 양동현
펴낸곳 아카데미북
　　　출판등록 제13-493호
　　　주소 02832, 서울 성북구 동소문로13가길 27
　　　전화 02) 927-2345 팩스 02) 927-3199

ISBN 978-89-5681-193-2 / 13510

＊잘못 만들어진 책은 구입한 곳에서 바꾸어 드립니다.

www.iacademybook.com

이 도서의 국립중앙도서관 출판시도서목록(CIP)은
e-CIP홈페이지(http://www.nl.go.kr/ecip)와 국가자료공동목록시스템(http://www.nl.go.kr/kolisnet)에서
이용하실 수 있습니다. CIP제어번호 : CIP2020030742

맛과 건강
이 맛에 산다

한의학 박사 최병갑 지음

아카데미북

천지 우주가 자연을 낳고, 자연이 인간을 낳고, 인간이 풍속을 낳았다는 명언이 있다. 자연환경에 잘 적응하기 위한 인간의 노력이 그 지방, 그 민족의 풍속을 이루었다는 말이다. 그런 풍속 중에 음식이 큰 자리를 차지하고 있다. 음식문화를 살펴보면 그 지방의 기후와 환경, 풍속을 짐작할 수 있다. 음식문화는 시대에 따라 변하기도 한다. 예를 들면, 조선 시대의 음식문화를 살펴보면 그 당시의 시대상도 파악할 수 있는 것이다.

현대에는 교통과 정보가 발달하고 외식산업도 번성하여 가까운 주변에서 여러 지역의 다양한 음식들을 접할 수 있다. 음식문화의 특성인 지역성과 시대성을 뛰어넘어 모든 음식을 맛볼 수 있는 세상이 되었다. 요리에 대한 대중들의 관심이 증가하여 요리를 소개하는 방송프로그램도 많아지고 스타 셰프들도 탄생해 사람들은 그들의 요리를 따라 하기도 한다.

현대 우리 사회의 음식문화는 다음과 같은 특징을 갖고 있다.

1. 먹거리가 풍족하다. 보릿고개와 같은 식량 부족은 없다.
2. 채식 위주의 전통적인 식생활에서 벗어나 고기와 밀가루를 많이 먹는 서구화된 식생활을 한다.
3. 바쁘고 복잡한 생활에 따라 직접 만들어 먹는 집밥이 적어지고, 사 먹는 문화가 발달했다. 외식하거나 배달시켜 먹으며 간단히 먹을 수 있는 인스턴트, 패스트푸드가 대유행이다.
4. 제철이 아닌 채소와 과일을 계절과 상관없이 사시사철 먹을 수 있다.

음식은 생명을 유지하는 데 필수적이니 먹거리가 풍족한 현대사회야말로 이상적인 사회일 것이다. 그러나 음식에는 생명 유지 말고도 다른 역할이 있다. 음식을 잘못 먹으면 독이 되어 질병을 일으키고 생명을 단축하는 음식독의 역할도 있고, 또 음식과 약의 근원이 같으니 음식으로 질병을 치료할 수 있다는 약식동원의 역할도 있다. 음식에는 생명 유지, 음식독, 약식동원의 세 가지 의미가 있는 것이다.

매일 먹는 음식이 독이 될 수도 있고, 약이 될 수도 있다는 명제는 매우 중요하다. 생명 유지를 위해 반드시 먹어야만 한다면 독이 되어 인체를 해치는 음식보다 보약이 되는 음식을 먹는 것이 좋다. 그러려면 음식 재료의 성질부터 알아야 한다. 또 같은 재료라도 사람이나 환경에 따라 다르게 작용할 수가 있으니 먹는 사람의 나이, 체질, 병증, 현재의 환경을 음식의 성질과 결합해서 판단해야 한다.

그런데 이런 판단기준에 서양의학과 한의학의 관점이 서로 다르다.

서양의학은 성분분석을 통해 어떤 성분이 무슨 작용을 하니 어떤 질병에 먹어야 한다 또는 먹지 말아야 한다고 주장한다. 성분분석의 문제점은 이미 필자의 첫 번째 책 『제대로 먹어야 몸이 산다』에서 자세히 지적한 바 있다. 간단히 정리하면 다음과 같다.

1. 한 식품에는 수많은 성분이 있고 아직 밝혀지지 않은 미량의 성분도 많다. 밝혀진 성분과 밝혀지지 않은 성분이 결합했을 때 어떤 작용을 하는지 정확히 알지 못하는데 밝혀진 성분만으로 그 식품의 작용을 규정하는 것은 올바르지 않다.
2. 특정 성분을 함유하고 있다는 이유만으로 함께 포함된 다른 성분들의 작용을 무시한 채 그 식품 전체의 성격을 규정하여 먹어야 한다 또는 먹지 말아야 한다고 말하는 것은 위험한 주장이다.
3. 새로운 성분이 발견되고 그 성분이 인체에 미치는 영향이 발표되면 기존의 학설이 뒤집히고 사람들을 혼란하게 만든다.
4. 한 성분이 인체에 미치는 영향을 전체적인 관점에서 파악하는 것은 매우 어려운 일이다.
5. 성분분석을 통해 식품이 제품화되는 과정은 그 의도가 순수하지 않으며 식품회사나 제약회사의 경제 논리와 광고효과가 깊숙이 개입되어 과대 포장될 확률이 높다.
6. 성분분석은 먹는 사람의 나이, 체질, 성별 등을 고려하지 않는다.

그럼 한의학에서 음식 재료를 판단하는 기준은 무엇인가? 그것은 '기미氣味'라는 말로 대변할 수 있다. 기미는 음식의 따뜻한 성질과 차가운 성질 그리고 맛의 작용이다. 한의학에서는 음식 재료를 살필 때, 먼저 차갑고 더운 성질을 파악하고 맛을 분석한 후 성질과 맛을 결합하여 인체에 미치는 영향력을 연구하였다. 모든 재료는 각각의 기미가 다르므로 그 성격이 규정된다.

기미가 중요한 이유는 인체 내의 평형을 유지하는 데 필수적이기 때문이다. 인체는 기운과 혈액의 순환 그리고 오장육부의 활동이 항상 균형적이고 평형상태를 유지해야 건강하다. 만약 평형상태가 깨지고 한쪽에 편중하면 질병이 발생한다. 좋아하는 음식을 편식하면 기미가 편중되고, 기미가 편중되면 평형이 깨져 질병으로 발전하는 것이다. 이것이 '음식독'이다. 예를 들어 차가운 기미가 편중되면 냉병을 일으키고, 뜨거운 기미가 편중되면 열병을 일으킨다. 또 한 장부에 기미가 편중되면 장부병을 일으키고, 그 장부에 속한 기관도 병이 든다.

현대의 많은 질병이 기미의 편식에서 비롯되었다고 감히 말할 수 있다. 고혈압·당뇨병·암·골다공증 같은 성인병, 위장질환·간질환·심장질환 같은 장부병, 분노조절장애·화병·우울증·불면증 같은 정신질환, 안구건조증·백내장 같은 눈 질환을 비롯한 이목구비와 인후의 많은 질병이 기미의 편식에서 발생한다.

기미의 편중으로 인한 질병은 다른 기미를 사용하여 편중된 기를 바로잡고 질병을 치료할 수 있으니 바로 '약식동원'이다. 먼저 기미의 작용력을 알고 난 후에 각자의 식생활을 점검해 본다면 질병을 예방하고 또 치료할 수 있다.

필자는 그동안 세 권의 책을 출간했는데 독자가 이해하기 쉽도록 체질과 질병에 따른 음식의 차갑고 더운 성질을 음양 한열의 이론으로 설명하였다. 다만 맛에 관한 내용이 적었다. 이 책은 맛의 작용에 대해 더 중점적으로 구성되었다. 맛의 작용을 자세히 설명하고, 차갑고 따뜻한 기와 맛이 결합했을 때, 어느 한 가지 맛이 다른 맛과 결합했을 때의 작용과 인체와의 관계를 설명한다.

시중에는 어떤 것이 무엇에 좋다는 정보는 많아도, 그것이 지나쳤을 때의 부작용에 관한 정보는 매우 적다. 그로 인해 자칫 과다한 섭취로 이어져 부작용이 발생하는 경우가 많다. 이 책에서는 기미가 과다했을 때의 부작용도 함께 적고 있다. 한의학의 음양론에서 절대적인 것은 없다. 한편이 과다해지면 반드시 다른 한편이 부족해지고, 한편이 부족해지면 반드시 다른 한편이 과다해지는 것이다. 이 책을 보는 독자들은 그런 관점을 이해하고, 병증과 체질에 맞게 기미를 적절하게 운용하는 방법을 학습했으면 좋겠다.

2장 { 단맛에 대하여

4장 │ 담담한 맛에 대하여

8장 | 짠맛에 대하여

1장

기미와 오미에
대하여

기미란 무엇인가

기미상궁과 기미

고대의 왕은 절대 권력의 전제군주들이었지만 조선의 왕은 다른 시대에 비해 왕권이 약하고 신권이 강했다. 건국 초기에 신권을 강조했던 정도전의 영향도 있었지만 무엇보다 기존의 왕을 몰아내고 왕위에 오른 왕들이 많았기 때문이다. 정종을 몰아내고 왕위에 오른 태종을 비롯해 단종을 몰아낸 세조, 연산군을 몰아낸 중종, 광해군을 몰아낸 인조 등. 왕은 왕위에 오르도록 도와준 공신 세력과 권력을 나누게 되니 당연히 왕권이 약해진 것이다.

왕권이 약한 상황에서 조선 왕들의 죽음에는 유독 독살설이 많다. 대표적으로 인종, 경종, 정조, 고종의 독살설 등이다. 택군이란 신하가 왕을 선택한다는 뜻이다. 강한 세력을 가진 신하들은 기존의 왕이 자기들의 이해관계와 충돌하면 일부 왕족들과 결탁하여 자기들과 뜻이 맞는 새로운 왕을 내세우고 왕위에 오르도록 도우며 세력을 유지하려 하였다. 그 과정에서 왕의 죽음을 둘러싼 독살설이 많은 것이다.

왕의 식사에 독을 넣어 독살하는 것을 막기 위해 궁궐에서는 '기미氣味'라는 제도를 만들었다. '기미'란 왕이 먹을 음식을 왕이 먹기 전에 다른 사람이 먼저 먹어 보는 것이다. 이런 일을 맡은 사람을 '기미상궁'이라고 불렀다. 기미상궁은 독으로부터 왕의 생명을 지켜 주기 때문에 가장 믿을 만한 사람이 선택되었다. 보통은 왕을 어렸을 때부터 모셔 온 사람이 선택되었고, 왕비의 기미상궁은 시집올 때 친정에서 함께 온 상궁이 맡았다. 왕에게 약을 올릴 때도 약의 기미를 보았다. 즉 왕이 먹는 모든 것을 먼저 먹어 보고 독의 유무를 살펴보는 것이 바로 기미이다.

이처럼 조선 시대의 기미는 음식이나 약에 포함된 독의 유무를 살펴보는 것이었지만 후대에는 요리할 때 음식의 맛을 본다는 의미로도 사용되었다. 요즘 방송에서 '기미작가'란 용어가 등장했는데 이는 기미와 작가의 합성어이다. 요리 방송의 작가가 음식의 맛을 보는 것을 보고 기미작가라고 부른 데서 유래한 말이다.

사실 기미氣味라는 말의 기원은 한의학에 있다. 한의학에서 음식과 약물의 효능을 판단하는 기준 중에 가장 중요한 것이 바로 기미이다. 기미를 잘 알아야 한의학적인 음식독과 약식동원에 대한 판단 기준이 올바로 설 수 있다.

기미의 의미

기미氣味는 기氣와 미味의 합성어이다. 기氣는 음식의 성질을 말하고

미味는 음식의 맛을 말한다. 성질과 맛이 합해져 음식 전체의 성미를 결정하는 것이다.

음식과 약물의 기미는 어떻게 만들어질까? 동양학에서는 하늘의 양기와 땅의 음기가 상하 좌우로 서로 교류하여 자연을 만들고, 자연이 변화하여 인간을 비롯한 만물을 만들었다고 생각했다. 그 과정에 이루어진 것이 기미이다.

만물은 하늘에서 기氣를 받고 땅에서 미味를 받는다.

— 『본경소증』

하늘의 양기를 받아서 기가 생성되고, 땅의 음기를 받아서 미가 생성된다. 그래서 음식 재료를 비롯한 만물은 기와 미가 있게 된 것이다. 구체적으로 기와 미를 살펴보자.

하늘의 대기는 계절에 따라 차가운 기운과 따뜻한 기운이 순환하는 구조이다. 따라서 하늘에서 기를 받는 것은 차가운 기운이나 따뜻한 기운을 받는 것이다. 음식과 약물에서 기란 하늘에서 받은 차가운 기운, 따뜻한 기운을 바탕으로 이루어진 차가운 성질, 뜨거운 성질을 말한다.

예를 들어 한의사들이 "당신은 몸이 냉하니 따뜻한 음식을 먹어야 합니다"라고 말할 때의 따뜻한 음식은 바로 따뜻한 기의 음식을 말한다. 반대로 "당신은 몸에 열이 많으니 열을 식히는 냉한 음식을 먹어야 합니다"라고 말할 때의 냉한 음식은 차가운 기를 갖는 음식이다.

미味는 맛을 뜻한다. 맛은 다양하나 한의학에서는 크게 다섯 가지로 분류하여 '오미五味'라고 표현한다. 오미는 한의학의 맛을 대별한다. 단맛, 매운맛, 쓴맛 신맛, 짠맛이 한의학의 오미이다. 오미에는 각각의 작용력이 있어 인체에 영향을 준다. 오미가 부족하거나 과다하면 질병을 일으킬 수 있다. 이 책은 오미의 작용력과 인체와의 관계에 대해 자세히 서술하고 있다.

기와 미가 결합하여 성미를 이루기 때문에 모든 음식 재료는 기미를 갖고 있다. 그래서 한 가지 맛에도 네 가지 기를 가진 것이 나누어진다. 예를 들면, 신맛에도 뜨거운 것, 따뜻한 것, 차가운 것, 서늘한 것이 있다.

기는 미와 결합하여 미의 작용을 강화하거나 제약하는 역할을 한다. 맛이 시면서 뜨거운 것과 맛이 시면서 차가운 것은 분명 약효가 다를 것이다.

약을 논의할 때는 반드시 가장 먼저 기미를 추론해야 한다.

— 『임증지남의안』

기미를 잘 알아야 약을 쓸 수 있다는 말이다. 약을 사용하려면 먼저 인체의 체질과 병증을 파악하고 인체의 평형을 회복시키는 적절한 기미를 이용해 질병을 치료한다. 이처럼 한의학에서는 기미로써 음식 재료와 약물의 성미를 파악하고 약효를 추정한다. 별로 어렵지 않다. 다음의 표를 보자.

맛과 한열표 - 음식 재료의 기미표

기 \ 맛	매운맛	쓴 맛	신 맛	짠 맛
뜨거운 것	고추, 마늘, 후추, 산초, 건강 〉생강, 계피, 강황(카레)			해구신, 누에나방
따뜻한 것	겨자, 파, 양파, 부추, 고수, 갓, 달래, 염교, 유채, 옻, 지네	쑥, 도토리, 솔잎차	식초, 모과, 석류, 오미자, 산수유	
평이한 것		은행, 도라지, 영지버섯, 커피, 들국화차, 연잎차	매실, 레몬, 매화차	대구, 오징어
서늘한 것	박하차, 뽕잎차	셀러리, 머위, 치커리, 녹차, 고죽엽차	유자, 오렌지	소금, 간장, 함초
차가운 것		상추, 씀바귀, 알로에	다래, 키위	미역, 다시마, 김, 게, 지렁이

단맛의 기미표

기 \ 맛	단 맛
뜨거운 것	양고기, 참새, 흰 밀가루
따뜻한 것	백미(멥쌀), 찹쌀, 기장쌀, 수수쌀, 쥐눈이콩, 작두콩, 들깨, 밤, 잣, 호두, 냉이, 당근, 돌나물, 곰취, 호박, 복숭아, 살구, 앵두, 대추, 블루베리, 붕어, 메기, 복어, 연어, 갈치, 해삼, 홍합, 꼬막, 닭고기, 개고기, 염소고기, 사슴고기, 계란노른자, 엿, 졸인 꿀, 인삼 〉홍삼, 황기
평이한 것	현미(멥쌀), 통밀, 흰콩, 검정콩, 완두콩, 팥, 검은깨, 감자, 고구마, 마, 옥수수, 땅콩, 버섯, 토란, 양배추, 콩나물, 쑥갓, 무, 근대, 굴, 꼬막, 포도, 건포도, 곶감, 자두, 무화과, 복분자, 파인애플, 머루, 소고기, 계란, 생꿀, 잉어, 조기, 쏘가리, 농어, 가자미, 청어, 뱀장어, 미꾸라지, 전어, 준치, 숭어리, 국화차, 둥글레차, 옥수수염차
서늘한 것	좁쌀, 보리쌀, 메밀, 율무, 두부, 녹두, 된장, 우엉, 배추, 미나리, 순채, 더덕, 연근, 사과, 귤, 토마토, 오디, 망고, 돼지고기, 오리고기, 거위고기, 토끼고기, 계란흰자, 달팽이, 우유, 결명자차, 감잎차, 대나무잎차
차가운 것	수박, 참외, 바나나, 배, 감, 사탕수수즙, 흰깨, 가지, 고사리, 오이, 아욱, 죽순, 취나물, 가물치, 조개, 우렁이, 개구리, 자라

설탕, 소금, 식초처럼 소량의 양념으로 사용되는 강한 맛은 한 가지 맛만 느껴지지만 그런 몇몇을 제외한 대부분은 여러 맛을 지니고 있다. 그런데 여러 맛이 섞여 있더라도 강하게 느껴지는 맛과 약하게 느껴지는 맛이 있다. 여러 맛이 섞여 있을 때는 강하게 느껴지는 맛으로 그 음식 재료의 맛을 지정한다. 예를 들면, 오미자는 다섯 가지 맛이 있어 오미자로 불리지만 신맛이 가장 강하기 때문에 오미자는 신맛이라고 말한다. 인삼도 단맛과 쓴맛이 섞여 있으나 단맛이 더 강하기 때문에 인삼은 단맛이라고 말한다.

여러 재료를 섞어 만든 요리의 경우에도 여러 맛이 섞여 있지만 가장 강한 맛이 그 요리를 대표한다. 고춧가루를 많이 넣은 김치는 매운 음식이 되지만 고추를 넣지 않은 백김치는 담담한 음식이 된다. 이처럼 가장 강한 맛이 그 음식 재료와 요리의 맛을 대표한다.

앞의 도표에 나와 있는 음식 재료들도 여러 맛이 섞여 있을 수 있지만 가장 강한 맛을 기준으로 하였다.

• 주식이 되는 오곡을 비롯한 음식들은 단맛이 가장 많다.
• 과일은 약간이라도 신맛을 갖고 있으며 차가운 성질이 많다.
• 바다나 갯벌에서 생산되는 것들은 약간의 짠맛을 갖고 있다.
• 발효되면 맛이 변한다. 예) 김치는 묵을수록 시어진다.
• 조리법에 따라 기미가 변한다. 예) 흰깨는 차갑지만 볶은 깨는 따뜻해지며 맛이 더 고소하다.
• 재배 지역에 따라 기미가 다를 수 있다. 예) 북방쌀보다 남방쌀이 조금 더 따뜻하고 달다.

- 채취 시기에 따라 기미가 다를 수 있다. 예) 일찍 채취한 쌀보다 추울 때 채취한 쌀이 더 차갑다. 과일은 서리 맞은 과일이 더 차갑다.
- 품종 개량으로 맛과 성미가 변할 수 있다.
- 기와 미가 함께 강한 것은 작용력도 강력하다. 예) 매우면서 뜨거운 것, 쓰면서 차가운 것
- 인체에 영향력이 큰 것은 주식으로 먹는 것, 자주 먹는 것, 기미가 강한 것이다.
- 자주 많이 먹는 것 특히 주식으로 많이 먹는 것의 작용력이 인체에 중요한 영향을 미친다.
- 기가 더 강한 것과 미가 더 강한 것이 있다. 기가 더 강한 것은 기를 이용하고, 미가 더 강한 것은 미를 이용한다.
- 기가 평이할수록 미가 중요하고, 미가 평이할수록 기가 중요하다.
- 한 음식에 여러 기미가 섞여 있을 수도 있고, 여러 종류를 섞어 기미를 조절할 수도 있다.

기미와 질병 치료의 원칙

한의학에서 질병이 발생하는 원인은 다양하나 간단하게 정리하면,
1. 감기처럼 외부에서 나쁜 기운이 침범하는 경우
2. 내부의 감정이 평정심을 잃고 극렬하거나 한 감정의 편중이 오래 지속하는 경우
3. 의식주가 적절하지 않은 것, 돌발사고 등이다.

이런 원인은 인체 내의 기운과 혈액의 순환에 영향을 미친다. 기운과 혈액의 순환이 한쪽에 편중되거나 뭉치거나, 부족하거나 과하거나, 너무 차갑거나 너무 뜨겁거나 하는 등의 원인으로 질병이 발생하는 것이다. 이런 기운과 혈액의 편중으로 발생한 질병을 음식이나 약물의 기미로 조절하는 것이 한의학이다.

(질병의 치료법은) 여섯 가지 맛이 (기를) 수렴하거나 발산하거나, 완화하거나 급하게 하거나, 말리거나 적시거나, 연하게 하거나 단단하게 하여 기를 이롭게 운행시켜 정상적으로 조절하는 것이다. 기를 편하게 하여 서늘하고 고요하게 하면 병의 기운이 쇠하여 물러가고 (몸의) 바른 기운이 자기 자리를 찾아간다. 이것이 치료의 요체이다.

– 『황제내경』

맛을 여섯 가지로 나눌 때는 오미에 담담한 맛을 추가한다. 이것은 맛의 작용을 상대적으로 대비시키기 위해 짝수로 나눈 것이므로 큰 의미는 없다. 중요한 것은 인체의 기운을 조절하는 치료법은 특별한 경우를 제외하고는 모두 상대적으로 반대되는 치료법을 사용한다는 것이다. 몇 가지 원칙을 간단한 예로 살펴보자.

1. 차가운 것은 뜨겁게 하고, 뜨거운 것은 차갑게 한다.
   몸이 차가운 사람은 따뜻한 것을 먹어야 하고, 몸이 뜨거운 사람은 차가운 것을 먹어야 한다.

냉증이 나타나면 따뜻한 약을 쓰고, 열증이 나타나면 차가운 약을 쓴다.

2. 쇠약한 것은 보해 주고, 강한 것은 깎아 준다.

기혈이 부족하여 쇠약해지고 나른하고 힘이 없으면 기혈을 보충해 주고,

기혈이 너무 강해 잠시도 쉬지 않고 활동하며 잠도 안 자면 기혈을 깎아 준다.

3. 견고한 것은 부드럽게 하고, 연약한 것은 견고하게 한다.

대변이 단단하고 굳은 것은 대장을 부드럽고 연하게 하는 것을 먹고,

대변이 무르고 연약한 것은 대장을 굳게 하는 것을 먹는다.

4. 흩어진 것은 거두어 주고, 뭉친 것은 흩어 준다.

땀을 많이 흘려 기가 흩어진 사람은 신맛을 먹어서 기를 수렴해 주고,

정신을 많이 써서 기가 뭉치고 울체한 사람은 매운맛을 먹어서 기를 흩어 준다.

5. 뜬 것은 억제하고, 가라앉은 것은 들어올린다.

기가 떠올라 상기되어 두통, 어지럼증, 불면, 상열감이 있으면 기를 내려 주고,

기가 가라앉아 하기되어 전신소력, 위무력, 탈항, 탈장 등이 있으면 기를 올려 준다.

이렇게 기를 조절하여 병증을 치료할 때 사용하는 것이 음식이나 약물의 기미이다.

모든 만물은 정도의 차이가 있을 뿐 한쪽으로 기가 편중되어 있고 그것이 기미로 나타난다. 기미가 약하여 자주 먹을 수 있은 것은 음식으로 사용되었고, 기미가 강하여 자주 먹을 수 없는 것은 한약으로 사용되었다. 병이 약할 때는 음식으로 기를 조절하고, 병이 강할 때는 한약으로 기를 조절할 뿐이다. 기미를 잘 알아야 약식동원이 가능하다.

기미를 잘 알아야 면역력을 기를 수 있다

왕이 먹는 것에 포함된 독의 유무를 살펴보는 것을 뜻하는 '기미'라는 용어가 후대에 '맛을 보다'라는 뜻으로 변한 것처럼 현재의 면역력이란 말도 조금 변하였다. 원래 면역력은 외부의 바이러스나 세균 같은 병원균이 인체에 침입하는 것을 막아 주는 방어력을 의미하며, 넓게는 이미 침입한 미생물에 대항하여 싸우는 힘도 포함한다. 태어날 때부터 갖추고 있는 선천면역(자연면역, 자연치유력)과 출생 후에 감염이나 백신의 예방접종으로 항체를 얻는 후천면역(획득면역)으로 나눈다. 그런데 지금은 면역력이 단순히 방어력뿐만 아니라 건강 전체를 나타내는 용어처럼 인식되고 사용된다. 그러나 모든 질병이 외부 병원균의 침투로만 발생하는 것은 아니다. 질병은 인체 내부의 원인으로도 발생한다. 간단한 예로 소화불량, 식체, 잘 체하여 발생하는 병증은 면역력과 관련이 없다.

건강에 대한 모든 것을 면역력이란 말로 표현하는 경향은 경제 논리 때문이다. 시중에는 면역력을 높여 준다는 식품과 약이 매우 많지만 오랜 생명력을 갖지 못하고 유행처럼 왔다 사라지는 경우가 많다. 그것은 제약회사나 식품회사의 광고 또는 건강 정보를 빙자한 광고성 TV 프로그램을 접한 사람들이 처음에는 제품을 구입하지만 제품의 효과가 가격에 비례하지 않았을 때는 구입을 중단하기 때문이다. 뉴스를 비롯하여 방송에 나오는 정보나 제품은 일단 걸러 들은 후 몇 년 이상의 시간이 흐른 후에도 정보가 유효한지 살펴보고 나서 구입해도 늦지 않다. 그래야 돈 낭비, 시간 낭비, 정성 낭비를 하지 않을 수 있다.

음식과 면역력의 관계에서 질병은 어떤 영양소가 부족할 때만 발생하는 것이 아니다. 음식을 편식하면 과다한 영양소와 함께 부족한 영양소가 생기기 마련인데 과다한 영양소는 영양소가 과다한 질병을 일으키고 부족한 영양소는 영양소가 부족한 질병을 일으킨다. 예를 들면 과일과 채소를 적게 먹으면 비타민부족증이 발생한다. 그런데 사람들은 그 좋다는 비타민도 과다하게 먹으면 비타민과다증을 일으켜 질병이 발생할 수 있다는 것을 모르고 있다. 영양소의 과다증에 관한 것은 방송에서 알려 주지 않기 때문이다. 제품을 만들어 파는 회사들과 그 회사들의 광고로 수입을 얻는 방송사의 입장에서 비타민부족증은 돈이 되어도 비타민과다증은 돈이 되지 않기 때문이다.

한의학에서 질병은 인체 내의 기운과 혈액의 순환, 오장육부의 순환이 한쪽에 편중되어 평형이 깨지면 발생한다고 하였다. 음식의 기미는 순환하는 기운이 편중되게 할 수도 있고 편중된 기운이 평형을 되찾도록 조절할 수도 있다. 따라서 면역력을 기르고 건강을 유지하려면 무엇보다도 음식과 약물의 기미에 대해 잘 알아야 한다. 그리고 각자의 체질에 맞게 또 계절과 병증에 맞게 기미를 섭취해야 한다. 면역력은 단순히 부족한 무엇을 많이 먹는다고 길러지는 것이 아니라는 사실을 잘 기억하자.

음식의 기 – 네 가지 기운

앞에서 '음식과 약물에서 기란 하늘에서 받은 차가운 기운, 따뜻한 기운을 바탕으로 이루어진 차가운 성질, 뜨거운 성질을 말한다'라고 하였다.

하늘의 기는 봄, 여름, 가을, 겨울 이렇게 사계절의 기이므로 그 기를 받은 것도 네 가지로 나눌 수 있다. 봄의 따뜻한 기운을 받으면 따뜻한 성질, 여름의 뜨거운 기운을 받으면 뜨거운 성질, 가을의 서늘한 기운을 받으면 서늘한 성질, 겨울의 차가운 기운을 받으면 차가운 성질을 갖는다. 이런 네 가지 기운을 '사기四氣'라고 한다.

만물은 개체에 따라 특정한 계절의 기를 많이 받아들이는 특징이 있다. 예를 들면 언제 싹을 틔우고, 언제 꽃이 피고, 언제 열매를 맺느냐 하는 것들인데 그런 특성이 약효를 결정하는 데 중요하다. 음식과 약물도 똑같으니 반드시 네 가지 기운 중에 하나를 많이 갖고 있다. 사기와 오미는 서로 결합하여 음식과 약물의 성미를 결정하는데 이는 한의학에서 약효를 판단하는 가장 중요한 기준이다.

- 양기 : 따뜻한 기[溫], 뜨거운 기[熱]
- 음기 : 서늘한 기[涼], 차가운 기[寒]

따뜻함과 뜨거움은 동류인데, 뜨거운 기가 따뜻한 기보다 성질이 더 강하다. 서늘한 기와 차가운 기도 동류지만 차가운 기가 성질이 더 강하다. 이처럼 네 가지 기운이 있지만 간단하게 차가움과 뜨거움의 두 가지로 나누어 설명한다.

음식과 약물의 사기가 중요한 점은 인체를 차갑게 하거나 뜨겁게 할 수 있다는 점이다. 차가운 성질을 많이 먹으면 인체는 차가워지고, 뜨거운 성질을 많이 먹으면 인체는 뜨거워진다. 몇 가지 예를 들어 사기의 작용을 살펴보자.

1. 몸이 차가울 때, 뜨거울 때

몸이 냉한 사람은 따뜻한 것을 조금 더 많이 먹고, 몸에 열이 많은 사람은 차가운 것을 조금 더 많이 먹는 것이 원칙이다. 냉한 사람이 차가운 것을 많이 먹으면 냉병을 일으킬 수 있고, 열이 많은 사람이 뜨거운 것을 많이 먹으면 열병을 일으킬 수 있다.

치료할 때도 질병과 약은 반대로 써야 한다. 예를 들면, 환자가 찬 음식 먹기를 좋아하면 열증이니 차가운 약을 투여하고, 뜨거운 음식 먹기를 좋아하면 냉증이니 뜨거운 약을 투여한다. 뜨거운 것을 먹었을 때 배가 아프면 차가운 약을 투여하고, 차가운 것을 먹었을 때 배가 아프면 뜨거운 약을 투여한다.

2. 기운이 상승할 때, 하강할 때

뜨거운 열기는 상승하고 차가운 냉기는 하강한다. 사람도 열이 많거나 열 받는 일이 있으면 열기가 상승하여 얼굴이 붉어지고 호흡이 빨라진다. 심하면 두통, 눈 충혈, 불면증, 혈압상승 등이 발생한다. 그때는 차가운 것을 먹어서 열기를 식히면서 끌어내려야 한다. 머리를 많이 쓰거나 정신적 스트레스가 많은 사람은 상기가 되기 쉬우니 차고 서늘한 것을 먹어야 좋다.

이와 반대로 냉기가 많거나 찬 것을 많이 먹어 냉기가 들어오면 기가 하강하여 비위와 대장, 아랫배에 냉기가 쌓인다. 그러면 소화기가 무력하고 늘어져 입맛이 저하되며 심하면 배탈과 설사가 잦아진다. 찬 것만 먹으면 속이 불편하고 배가 살살 아픈 사람도 있다. 이때는 따뜻한 것을 먹어 비위를 따뜻하게 하고 기를 끌어올려야 한다.

3. 지나치게 움츠러들 때, 지나치게 퍼질 때

서늘한 것은 항진된 생리 기능을 진정시키고, 차가운 것은 생리 기능을 억제한다. 뜨거운 여름에 몸이 더워지면 생리 기능이 너무 활성화되어 땀을 많이 흘리고 기운이 빠진다. 이때는 서늘하거나 찬 음식으로 열을 식히면서 항진된 생리 기능을 진정시키고 억제한다.

따뜻한 것은 침체된 생리 기능을 흥분시켜 운행하며 순환작용을 촉진하는데 뜨거운 것은 작용력이 더 강하다. 추운 겨울에는 움츠러들며 활동이 줄고 생리 기능이 침체한다. 그때는 따뜻하거나 뜨거운 것을 먹어서 열을 내고 생리 기능을 촉진하여 기운을 순환시켜야 한다. 오랜 질병으로 기혈이 허약해지고 생리 기능이 저하된 사람도 따뜻한 음식을 먹어야 한다.

4. 불같은 성격, 물 같은 성격

성격은 크게 급한 성격과 느린 성격으로 나눌 수 있다. 아주 급한 성격을 불같은 성격이라고도 한다. 행동력이 빠르고 결단력도 있지만 지나치면 침착성이 부족하고 흥분을 잘해 실수가 잦다. 이런 사람은 양기가 강한 사람이니 평소 찬 성질의 음식을 먹어 화기를 억눌러야 한다.

반대로 물 같은 성격도 있다. 결단력이 부족하고, 물에 물탄 듯한 사람이다. 급한 일에도 신중하여 약간 모자라 보이기도 하지만, 아주 냉철하여 얼음처럼 차갑게 보이기도 한다. 이런 사람은 음기가 강한 사람이니 더운 성질의 음식을 먹어 양기를 살려 주어야 한다.

이렇듯 음식 재료의 찬 기운, 더운 기운은 작용력이 다르다. 이것이 맛과 결합하면 작용력이 더 강력해지거나 작용력이 더 약해진다. 그래서 사기와 오미가 결합하여 음식의 성미를 결정하며, 효능도 그에 따라 다르게 나타나는 것이다. 이제 오미에 대해 자세히 살펴보자.

맛의 의미

모든 음식에는 맛이 있다. 별 느낌이 없는 맛도 있는데 특색이 없는 맛은 담담한 맛, 싱거운 맛이라고 한다. 담담한 맛, 싱거운 맛도 맛이니 맛이 없는 음식은 하나도 없다.

맛에는 좁은 의미와 넓은 의미가 있다. 좁은 의미의 맛은 혀에서 느껴지는 감각이다. 음식을 먹었을 때 달다, 짜다 처럼 표현하는 미각을 의미한다.

넓은 의미의 맛은 몸과 마음으로 느끼는 종합적인 감각을 나타낸다. 혀의 미각과 함께 음식의 모양, 색, 향기, 감촉 등을 시각, 후각, 통각, 온도감각 등을 통해 느끼는 종합적인 감각이다. 예를 들면, 같은 음식이라도 모양과 색이 좋은 것이 더 맛있어 보인다. '보기 좋은 떡이 더 맛있다'는 속담도 있다. 음식 냄새가 좋으면 입에서 군침이 돌고 식욕을 느낀다. 배가 고플 때는 음식이 더 맛있게 느껴지니 '시장기가 반찬'이란 말이 있지만 배가 부를 때는 맛있는 음식도 먹기 싫어진다. 거북하거나 불쾌한 자리에서는 음식 맛을 느끼지도 못하면서 먹는다. 성장기나 건강할 때는 어떤 음식도 맛이 있고, 노년기나 아플 때는 음식이 맛이 없다. 고민이 많으면 입이 소태처럼 써서 잘 먹지 못한다. 어릴 때 음식과 관련된 추억이 있다면 나이 들어 그 음식을 다시 먹었을 때 그 맛이 각별하기도 하다. 딱딱한 것의 씹는 맛을 좋아하는 사람도 있다.

한마디로 넓은 의미의 맛은 몸과 마음의 감각과 기억이 종합된 미묘한 것이다. 이것은 실제적인 작용력이 있는 것은 아니지만 심리적인 작용력이 크기 때문에 음식의 작용력을 판단할 때 중요한 지표가 되기도 한다.

이처럼 맛에는 좁은 의미와 넓은 의미의 두 가지가 있으나 일반적으로 맛이라고 할 때는 혀에서 느껴지는 미각만을 대상으로 한다.

맛의 종류는 다양하나 한의학에서 다루는 맛은 모두 일곱 가지이다. 단맛, 짠맛, 신맛, 쓴맛, 매운맛, 떫은맛, 담담한 맛이다. 이 중에 떫은맛은 신맛에 포함하고, 담담한 맛은 단맛에 포함시키는 경우가 많으므로 일반적으로는 다섯 가지로 대표하니 이를 '오미五味'라고 지칭한다. 오미는 한의학의 맛을 대표하는 것이며, 때로는 모든 음식을 지칭할 때도 있다. 이 책에서 작용력을 밝히는 맛은 이 일곱 가지를 대상으로 하고 있다.

이 밖에 시대에 따라 추가되는 맛도 있다. 감칠맛, 고소한 맛, 아린 맛, 기름 맛 등도 추가된 맛이지만 그 내용을 이 책에서 다루지는 않는다.

사람들은 각자 좋아하는 맛이 있으므로 먹는 음식들의 맛도 편중되기 마련이다. 맛이 편중되면 맛이 가진 작용력도 편중되기 때문에 평형이 깨져 질병을 유발할 수 있다. 그래서 맛의 작용력에 대해 잘 알아야만 한다.

한의학에서는 수천 년 동안 오미가 인체에 대해 미치는 작용을 연구하고 건강 유지의 측면과 함께 질병의 예방과 치료에 응용해 왔다. 이 책에서는 먼저 오미의 작용을 설명하고 그 맛이 부족했을 때와 너무 과했을 때의 인체 반응을 파악하도록 한다. 그래서 건강 유지와 질병 치료의 측면에서 적극적으로 오미를 이용할 수 있도록 돕는 것이 이 책의 가장 큰 목적이다.

무설탕 논란을 보며

설탕이 인체에 해롭다는 점이 알려지면서 사람들은 무설탕 제품을 찾게 되고 이에 식품회사들은 재빠르게 무설탕 제품을 만들어 홍보하고 있다. 그런데 무설탕 제품이라도 먹어 보면 대부분 맛이 달다. 설탕 이외의 감미료를 넣기 때문이다. 꿀, 과당, 포도당, 올리고당, 메이플시럽, 옥수수시럽 등을 비롯해 아스파탐, 사카린, 네오탐, 스테비오사이드, 수크랄로스, 아세설팜 칼륨 등의 인공감미료를 사용하여 달게 만든다.

설탕 논쟁을 보고 있으면 일의 본말이 바뀐 것을 느낀다. 먼저 설탕과 다른 감미료와의 공통점과 다른 점을 연구하여 해로움을 찾아야 하는데 설탕만 사용하지 않으면 된다고 생각하는 것이다. 마치 달을 보라고 손가락으로 달을 가리켰는데 달은 보지 못하고 손가락만 쳐다보는 것과 같다.

설탕과 다른 감미료의 공통점은 바로 단맛이라는 점이다. 설탕의 해로움은 바로 단맛의 해로움이며 그것은 다른 감미료들도 마찬가지이다. 그 밖의 재료별 특성에 따른 해로움은 단맛이라는 공통분모의 해로움보다 그 작용력이 훨씬 적다고 할 수 있다.

이런 점은 식초도 마찬가지이다. 시중에는 현미식초, 감식초, 사과식초, 매실식초, 흑초, 홍초 등 많은 식초가 있다. 그런데 사용 재료의 특성만이 강조되며, 이 식초는 이 재료로 만들어서 어떤 성분의 작용이 있으니 매일 먹는 것이 건강에 좋다 하는 식으로 광고되고 있다. 이때도 신맛이라는 공통분모를 쏙 빼놓은 채 각 재료의 특성만을 강조하는 것이다. 이런 것은 모두 본말이 전도된 것이다.

소금도 그렇다. 천일염, 죽염, 볶은 소금, 맛소금, 건강소금을 나누기에 앞서 짠맛이라는 공통분모에 대해 먼저 파악하고 개별적인 것은 다음에 적용해야 한다.

단맛의 설탕, 신맛의 식초, 짠맛의 소금은 모두 양념으로 음식에 빠지지 않고 사용되는 맛이다. 매운맛의 고추, 마늘, 생강, 후추, 겨자 등도 양념으로 많이 사용된다. 이들은 조금만 과용해도 음식의 전체적인 맛을 변화시킬 수 있을 정도로 기미가 강력하므로 인체에 대한 작용력도 그만큼 강력한 것이다.

따라서 조금만 편중되어도 인체의 평형을 깨뜨릴 수 있으므로 매우 주의하여 사용해야 한다. 자기도 모르는 사이에 맛의 편중이 오래 지속되면 큰 질병으로 발전할 수 있다.

2장

단맛에
대하여

단맛

달면 삼키고 쓰면 뱉는다

맛과 관련한 속담 중에 가장 유명한 것은 '감탄고토甘呑苦吐' 즉 '달면 삼키고 쓰면 뱉는다'이다. 단맛은 좋아하는 맛이니 삼키고, 쓴맛은 싫어하는 맛이니 삼키지 않고 뱉는다는 뜻이다. 옳고 그름을 따지기 이전에 자신의 이익에 유리하면 좋아하고 불리하면 싫어하는 이기심 또는 이익에 따라 왔다 갔다 하는 간사함을 나타낸다. 요즘에는 '단것은 삼키고 쓸 것 같으면 아예 먹지도 않는다'는 말도 있다. 이익을 판단의 기준으로 삼는 세태의 씁쓸한 단면이다.

단맛을 좋아하고 쓴맛을 싫어하는 경향은 채집으로 음식물을 얻었던 원시인들도 마찬가지였다.

그 옛날 백성들은 풀을 뜯어 먹고 물을 마셨으며, 나무 열매를 따 먹고 조갯살을 먹었기 때문에 질병이나 중독되어 손상되는 일이 많았다. 그래서 신농이 처음으로 백성들에게 오곡의 재배법을 가르쳤으며, 모든 초목과 물의 달고 쓴맛을 보아 백성들에게 피해야 할 것과 취해야 할 것을 알려주었다.

- 『회남자』

신농은 중국 신화에서 처음으로 농사법과 약초를 가르친 인물로, '농사의 신', '의약의 신'으로 불린다. 위에서 보듯이 신농씨가 먹어도 되는 것과 먹지 말아야 할 것의 기준점으로 삼은 것은 바로 단맛과 쓴맛이다. 단맛은 먹고 쓴맛은 먹지 않았다. 동물들도 그런 경향이 있으니 단맛을 좋아하는 것은 아마도 인간을 비롯한 동물들의 본능일 것이다.

먹을 것이 매우 부족했던 시절, 보릿고개가 있던 시절에는 식용이 가능한 풀과 나무의 껍질, 뿌리 같은 쓴맛의 음식 재료도 먹었지만 다른 먹을 것이 있으면 쓴맛의 재료는 먹지 않았다. 먹거리가 풍부할수록 쓴맛을 먹지 않는 경향이 강하다.

이에 반해 단맛의 섭취는 크게 증가하고 있다. 현대에 먹거리가 풍부하다는 말은 현대에 단맛의 음식이 풍부하다는 말과 같다. 사람들이 단맛을 좋아하니 생산하는 단맛도 폭증한다. 생산 공법의 향상으로 자연에서 생산되는 단맛도 늘어나고 공장에서 생산되어 판매되는 단맛도 늘어난다. 단맛이 지배하는 세상이라고 해도 과언이 아니다. 가장 많이 즐기는 것에서 병이 발생한다는 명제를 떠올리면서 단맛의 작용과 과다했을 때의 부작용에 대해 알아보자.

단맛은 에너지원이다

음식을 먹지 못해 배가 고프고 기운이 없을 때나 과로를 하여 피로할 때 가장 필요한 맛은 무엇일까? 바로 단맛이다. 단맛이 가장 빠르고 강력한 에너지원이다. 기운이 탈진하여 움직일 힘이 없을 때는 설탕물이나 꿀물, 초콜릿, 사탕 같은 단맛을 먹으면 기운이 빠르게 회복된다.

에너지 소모가 많을 때는 단맛의 음식을 많이 먹어야 기운을 잃지 않는다. 먹는 양의 기준은 활동량이니 활동량이 많을 때는 더 많이 먹어야 하고, 활동량이 적을 때는 더 적게 먹어야 한다.

채집 시절 이후 인류는 곡물을 재배하며 정착생활을 하였는데 인류가 주식으로 선택한 곡물은 쌀, 밀, 옥수수, 고구마, 감자 등이다. 이들의 공통점은 단맛이란 것이다. 단맛을 선택한 것은 맛있기도 하지만 무엇보다 에너지를 공급하는 한편 몸을 살찌우는 작용이 있기 때문이다. 초식동물인 코끼리와 하마는 고기를 먹지 않는데도 몸집이 크고 힘이 세며 기린은 가장 큰 키를 가졌다. 초식동물들의 먹거리도 단맛이 많기 때문이다. 한약 처방에서도 보약은 대부분 단맛이다.

단맛에는 탄수화물이 많다

빠르게 에너지를 보충하는 단맛의 효과는 탄수화물 때문이다. 인체의 영양분은 3대 영양소인 단백질, 지방, 탄수화물과 무기질이다.

단백질과 지방은 주로 조직 구성에 사용되며 저장되어 있다가 다른 에너지원이 부족할 때만 에너지원으로 사용된다. 이에 반해 탄수화물은 간과 근육에 저장되지만 0.5~1% 정도의 미량이며 대부분이 에너지원으로 사용되어 없어진다. 따라서 탄수화물은 꾸준히 보충되어야 하는 영양소이다. 탄수화물은 단맛에 많기 때문에 단맛이 에너지원이 되는 것이다. 그래서 인류는 먹으면 빨리 힘이 나면서 재배도 할 수 있는 단맛의 곡류를 주식으로 선택했을 것이다.

먹을 것이 부족하면 먹는 양이 중요하지만 먹을 것이 풍부하면 무엇을 먹느냐 하는 것이 더 중요하다. 현대에는 먹을 것이 풍부하니 영양소 부족보다 영양소 과잉이 더 문제가 되고 있다. 활동으로 소모하는 에너지가 적은데도 많이 먹으면 영양소의 과잉이 문제를 일으킨다. 단맛의 과잉 곧 탄수화물의 과잉이 큰 문제를 일으키고 있다. 이 문제는 뒤에서 자세히 설명한다.

단맛이 보약이다

며칠 동안 음식을 먹지 못하고 굶었다고 생각해 보자. 먼저 팔다리에 기운이 빠지고 정신이 흐려지며 시간이 갈수록 체중도 감소할 것이다. 그럴 때 음식을 먹으면 기운이 나고 체중이 늘어난다. 음식은 대부분 단맛이니 결국 단맛이 보약이 된다.

> 환자가 형체와 기운이 부족하면 음양이 모두 부족한 것이다. 침을 사용하면 안 되고 단맛의 약으로 보해야 한다.　－『동의보감』

인체는 기운이 부족하면 움직임과 활동력이 떨어지고, 혈액이 부족하면 형체가 마르면서 체중이 줄어든다. 당연히 맥은 작으면서 힘이 없다. 기운과 혈액이 부족할 때는 단맛으로 보충해야 한다. 침은 기운을 빠지게 할 수 있으니 쓰지 않는다.

한의학에서는 허약증을 크게 ① 기운이 부족한 것, ② 혈액이 부족한 것, ③ 기운과 혈액이 모두 부족한 것으로 나누어 적절한 보약을 처방한다. 일반인들도 이 분류법을 잘 알아야 몸이 허약할 때 회복에 도움이 되는 적절한 먹거리를 선택할 수 있다.

〈기운이 부족한 증상〉
- 눈에 정기가 없어 보이며 피곤하고 졸린 눈이다.
- 항상 피곤해하고 움직일 기운이 없다. 무기력하여 눕기 좋아하고 잠을 많이 잔다.
- 조금만 움직여도 땀이 많이 나고, 쉽게 숨이 찬다.
- 목소리가 작고 힘이 없으며, 말하기 싫어한다.
- 입맛이 없어 제대로 먹지 못하며, 맥이 미약하고 무력하다.
- 먹는 양에 비해 살찐 사람이 많다. 조금 먹는데도 살이 찌고 몸이 무겁다.
- 몸이 냉한 편이며, 더위보다 추위를 더 견디지 못한다.
- 변비보다 설사가 자주 발생한다.

〈혈액이 부족한 증상〉
- 얼굴색이 창백하고 입술과 손톱은 붉은 빛이 없이 흰 편이다.

- 피부가 마르고 건조하며, 머리카락이 잘 빠진다.
- 자주 어지럽고 눈앞에 무엇인가 어른거리는 느낌이 있다.
- 잠을 잘 때 땀을 많이 흘리는 도한증이 있다.
- 입과 목구멍이 건조하지만 물을 많이 마시지는 않는다.
- 먹는 양에 비해 마른 사람이 많다. 많이 먹지만 살이 잘 찌지 않는다.
- 피곤하면 미열이 쉽게 발생하며, 추위보다 더위를 더 견디지 못한다.
- 설사보다 변비가 자주 발생한다.

몸이 허약해져서 음식으로 보충하려면 어떻게 해야 하는가? 단맛으로 기운과 혈액을 모두 보충해야 하지만 여기에는 달면서 따뜻한 것과 달면서 차가운 것의 구분이 있다. 달면서 따뜻한 것은 기운을 보충하는 작용이 더 크고, 달면서 차가운 것은 혈액을 보충하는 작용이 더 크다. 따라서 허약증을 보충하는 간단한 원칙은 첫째, 기운이 부족한 증상에는 달고 따뜻한 것으로 기운을 보충하고, 둘째, 혈액이 부족한 증상에는 달고 차가운 것으로 혈액을 보충하고, 셋째, 기운과 혈액이 모두 부족한 증상에는 달면서 따뜻한 것과 달면서 차가운 것을 함께 사용해 모두 보충하는 것이다.

음식 재료는 크게 곡식, 고기, 채소, 과일의 네 가지로 나눈다. 간단히 정리하면 다음과 같다.

1. 달면서 평이한 성미는 기운과 혈액을 모두 보해 준다. 현미를 비

롯한 곡류가 이에 속한다.

2. 달면서 따뜻한 것은 기운을 보충하는 작용이 더 강하다. 고기류
   가 이에 속한다. 인삼, 황기, 대추, 꿀 등이 포함된다.

3. 달면서 차가운 것은 혈액을 보충하는 작용이 더 강하다. 과일,
   채소류가 이에 속한다. 검은깨, 오디, 구기자, 맥문동 등이 포함
   된다.

건강을 유지하려면 음식을 골고루 먹어야 한다. 편식은 과다한 것
과 부족한 것을 유발해 질병으로 이어진다. 과다해도 병, 부족해도
병이다. 부족한 허약증의 치료법은 기운이 부족할 때는 기운을 보
충하는 것을 조금 더 먹고, 혈액이 부족할 때는 혈액을 보충하는 것
을 조금 더 먹는 것이다.

보약의 개념에서 서양의학은 한의학에 크게 뒤처진다. 특히 서양
의학은 기운을 보한다는 개념이 없다. 각종 수액이나 비타민, 영양
제는 혈액을 보충하는 약일 뿐 기운을 보충하는 약이 되지 못한다.
기운을 보충하는 약은 한약이 강력하다. 위의 구분은 비록 간단하
지만 기억해 두면 일상생활에서 큰 도움이 될 것이다.

단맛은 급박한 증상을 완화한다

보약으로서의 역할을 제외하고 단맛의 작용력을 한마디로 정리하
면 완화 작용이다. 단맛을 먹으면 입안의 근육이 이완되고 입맛을
다시며, 얼굴 표정이 만족감 내지 안정감이 느껴진다. 단맛은 긴장

을 풀어 주고 이완하는 작용이 있기 때문이다.

이를 이용해 한의학에서는 어떤 증상이 아주 급박하게 발생한 경우에 증상을 완화할 목적으로 단맛을 사용한다. 단맛을 진정제로 사용하는 것이다. 정신적인 증상과 육체적인 증상이 급박할 때 모두 사용한다.

정신적으로는 화가 불쑥 솟을 때, 강한 스트레스를 받아 폭발하고 싶은 마음이 들 때, 자꾸 조급한 마음이 들 때, 긴장이 많고 불안할 때 등이다. 그럴 때 단맛을 먹으면 화를 억누르고 긴장을 늦추어 마음을 진정시킬 수 있다. 일시적으로 사탕이나 초콜릿, 단맛의 차를 먹는 것이 좋다.

육체적으로는 근육의 급성 경련성 통증에 대증요법으로 사용한다. 몇 가지 예를 들면, 갑작스런 위경련으로 심한 복통이 발생했을 때, 이유 없이 갑자기 배가 당기거나 꼬이며 아플 때, 횡격막의 경련으로 인해 갑자기 딸꾹질이 날 때 등이다. 이때는 꿀이나 설탕을 따뜻한 물에 진하게 타서 복용하면 증상이 감소한다. 감초를 달여 먹으면 더 좋다. 갑자기 근육이 뭉치고 쥐가 나면서 아플 때, 갑자기 목구멍이 붓고 아파 침을 삼키지 못하는 인후염 등에는 감초를 진하게 달여 복용한다.

단맛은 해독작용이 있다

한의학의 독에는 두 가지 개념이 있다. 첫째는 독극물의 개념으로 독버섯처럼 많이 먹으면 생명이 위험한 것이다. 둘째는 성미가 강하여 한쪽으로 치우친 것들도 독이 있다고 하였다. 예를 들면 아주 뜨거운 것은 열독熱毒, 아주 찬 것은 한독寒毒으로 표현하였다. 고추는 열독이 강한 식품이고, 얼음은 한독이 강한 식품이다. 그런데 독극물이든 한독이나 열독이 있는 것이든 모두 극렬한 생리작용을 일으킨다. 그럴 때 단맛을 먹으면 단맛의 끈적한 성미가 극렬한 작용을 늦추어 독의 발작을 막아 준다. 단맛의 완화 작용이 결과적으로는 해독 작용을 하는 것이다. 가장 많이 사용한 약재는 감초이다. 감초는 모든 급박함을 풀어 주고 해독 작용을 한다.

단맛의 곡식 중에 비교적 이뇨작용이 강한 검정콩, 팥, 녹두 같은 것들도 해독에 많이 사용한다. 검정콩과 감초를 같은 양으로 함께 달여 복용하는 감두탕은 가장 유명한 해독제이다. 『동의보감』에는 '감두탕이 모든 독을 해독한다'고 하였다.

농촌에는 가끔 농약을 먹은 환자들이 있다. 일반 농약은 위장에서 흡수되니 복용 초기에 위세척을 하면 살 확률이 높다. 그런데 제초제인 그라목손은 구강 점막에서부터 점막을 녹이며 흡수되어 간과 신장을 망가뜨리기 때문에 위세척도 소용없이 대부분 죽음에 이르는 끔찍한 독극물이다.

필자가 원광대 한방병원에서 근무할 때의 경험이다.

20대의 남자가 여자 친구와 싸운 후 홧김에 그라목손을 먹고 양방병원에 갔다가 살 희망이 없다는 말을 듣고는 한방병원에 입원했었다. 그때 독극물을 해독한다는 의미로 감두탕을 처방했다. 환자는 입안과 인후, 식도 모두가 손상되어 아무것도 삼킬 수 없는 상태였기에 감두탕 달인 물을 입에 오랫동안 머금고 있다가 뱉는 것을 계속 반복하도록 지도하였다. 2주 정도 지나자 환자의 입안에 새살이 돋아나면서 조금씩 삼킬 수 있게 되었고, 죽도 조금 먹게 되었다. 5주가 지나자 입과 식도의 상처가 완전히 아물고 간과 신장의 수치가 정상으로 돌아와서 건강하게 퇴원을 하였다. 그라목손 같은 독극물도 너무 늦지 않은 상태라면 감두탕으로 해독하여 치료할 수 있다는 소중한 경험을 했었다.

현대의 산업화는 이윤의 극대화를 추구한다. 농업은 농약과 비료를 많이 쓰고, 축산업은 항생제와 성장호르몬을 많이 쓴다. 음식물 포장에는 오랜 보관을 위해 비닐과 플라스틱을 사용한다. 먹는 물도 깨끗하지 않다. 현대는 그런 먹거리 때문에 알게 모르게 몸속에 쌓여 가는 독을 해독하며 살아야 하는 해독의 시대이다.

감두탕의 감초는 아주 급박한 병증일 때만 사용하고 평소에는 검정콩만 자주 먹어도 어느 정도 해독이 된다. 녹두, 팥, 쥐눈이콩, 전통 된장, 전통 간장도 해독 작용이 크니 평소에 자주 먹는 것이 좋겠다.

약방의 감초와 단맛의 조화 작용

이 모임, 저 모임, 사교 관계가 많아 여러 모임에 자주 참석하는 사람을 '약방의 감초'라고 부른다. 한약 처방에 가장 빈번하게 사용되는 약재가 감초이므로 이를 비유한 말이다. 감초를 많이 사용하는 이유는 감초의 단맛이 다양한 약재들의 성미를 부드럽게 조화시키기 때문이다. 특히 약성이 한쪽에 치우친 경우는 반드시 단맛의 약으로 조화해야 부작용이 적어진다. 예를 들면 매우 차갑거나 뜨거운 약, 매우 맵거나 쓴 약, 강하게 상승하거나 하강하는 약에는 단맛의 약을 가미해 성미를 누그러뜨려야 한다. 가장 많이 사용하는 약재는 감초와 대추이다. 요리할 때도 마찬가지이다. 쓴맛, 매운맛, 짠맛이 강할 때는 단맛을 가해 성미를 누그러뜨리고 조화시켜야 한다. 설탕, 꿀, 조청 등을 쓴다.

이런 단맛의 조화 작용도 결국 단맛의 완화 작용 때문이다. 어느 한쪽으로 치우치는 것을 완화하여 조화하는 것이다. 그래서 단맛을 형상화하면 모난 곳이 없는 둥그런 모습이다. 원은 부드럽게 포용하는 모양을 상징한다.

『동의보감』에는 감초를 '국노國老'라고 하였다. 경험이 많고 포용력이 넓어 조정을 잘하는 원로대신의 역할처럼 감초가 여러 가지 약을 조화하기 때문이다.

내 사정이 급하고 불편하면 남에 대한 이해심과 배려심이 적어진다. 먼저 내가 안정되고 편안해야 상대방에 대한 이해심이 높아지고 배려심이 많아져 포용할 수 있다. 단맛은 나를 안정시키는 한편 남을 포용하고 조화하게 만드는 조화로운 맛이다.

달고 따뜻한 것은 위장 기운을 보해 준다

단맛은 위장을 보하는 작용이 강하다. 달면서 차가운 것과 달면서 따뜻한 것 중에 위장을 더 보하는 것은 달면서 따뜻한 것이다. 한의학에서는 위장이 허약한 사람에게 인삼, 황기, 백출, 대추, 꿀, 구운 감초 같은 약재를 사용하는데 모두 달고 따뜻하여 위장 기운을 보하는 작용이 강한 약물이다. 과로하여 몸이 피곤하면서 입맛이 떨어졌을 때 이 약들을 위주로 처방하면 피곤이 풀어지고 식사량이 늘어난다. 음식들도 단맛이 강하면 위장을 보하는 작용이 강하니 과하게 먹으면 살이 찐다.

> 단맛이 위장에 들어가면 그 기가 약소하여 위로 상초에 이르지 못하고 곡기와 함께 위장 안에 머무르는데 사람을 부드럽고 습하고 윤택하게 한다.
>
> — 『황제내경』

여기서 두 가지를 알 수 있다. 첫째, 단맛은 양에 속하지만 매운 맛처럼 상초로 강하게 상승 발산하지 못하고 위장이 있는 중초에 머무른다. 둘째, 단맛은 습기를 만든다.

단맛은 주로 위장에 작용하는데 위장은 복부의 중간에 위치하므로 단맛은 복부의 중앙에 작용하는 것이다. 단맛은 위장을 보해 소화를 돕지만 필요 이상 지나치게 많이 먹으면 위장이 늘어지고 나태해져 도리어 소화력이 저하된다.

또 단맛이 과다하면 습기가 정체되며 몸이 붓고 살이 찌는데 특히 복부에 살이 많이 찐다. 다른 부위에 비해 유난히 배가 많이 나온 사람은 단맛을 즐기는 사람이다. 복부 비만을 줄이려면 단것부터 줄여야 한다.

달고 차가운 것은 음액을 보하면서 열을 식혀 준다

인체에 열이 많을 때 기본적인 치료법은 쓰고 차가운 것으로 열을 식혀 주는 것이다. (쓴맛을 참고) 그런데 음액이나 혈액이 부족하여 발생한 열은 쓰고 차가운 것으로 잘 제거되지 않는다. 그때는 달고 차가운 것을 사용해야 열이 잘 제거된다. 찬물을 부어 뜨거운 불을 끄는 것과 같다. 단맛으로 음혈(음액과 혈액)을 보충하면서 차가운 성질로 열을 식혀 주는 것이다.

달고 차가운 음식에는 과일과 채소가 있는데 과일의 효능이 더 좋다. 과일은 수분이 많고 달고 차가운 성미를 갖고 있어 음혈을 보충하면서 열을 식히는 효능이 뛰어나다. 특히 배와 수박은 과거에 열병을 치료하는 처방에도 사용되었을 정도로 효과가 좋다. 과일 외에 연근즙, 우유, 사탕수수즙도 달고 차가워 열병에 사용되었다.

채소 중에서는 미나리가 해열, 해독의 작용이 좋다. 필자는 아이가 열감기에 걸려 해열제를 먹으면 열이 내렸다가 3~4시간 후에 다시 고열이 발생하기를 반복했을 때 수박과 미나리를 함께 갈아 즙을 내어 먹인 적이 있었다. 그때 체온이 정상화되지는 않았지만 약 1도 정도의 해열 효과가 있었으며 고열이 반복되는 시간이 조금 늦추어졌던 경험이 있다. 고열이 날 때 보조요법으로 사용할 수 있는 방법이라 생각한다.

보통의 급격한 발열에는 쓴맛을 많이 사용하나 만성적인 열, 체질적인 열에는 쓴맛에 더해 달고 차가운 것을 함께 쓰는 것이 기본이다. 현대인은 습열이나 화기로 인한 만성적인 성인병이 많으니 쓰고 차가운 채소와 달고 차가운 과일이 곧 성인병의 예방약이자 치료약이 된다. 본인의 몸에 열이 많다고 생각되는 사람은 과일과 채소를 많이 먹고, 고기 · 밀가루 · 매운맛 · 술을 적게 먹어야 한다.

단맛과 매운맛의 비교

매운맛은 뜨겁고 발산작용이 강한 화火의 맛이며 양陽의 성질을 대표한다. 『황제내경』에는 단맛도 양에 속한다고 했지만 사실상 단맛은 음양의 성질을 고루 갖춘 맛이다. 단맛을 먹으면 바로 힘이 생기는 작용은 양陽의 작용이며, 단맛의 끈끈하여 붙잡는 성질은 음陰의 작용이다. 단맛은 음양을 모두 갖추고 성미가 치우치지 않기 때문에 사람이 먹는 음식에는 단맛이 가장 많은 것이다. 단맛과 매운맛이 함께 섞이면 두 가지 작용이 나타난다.

1. 양의 작용력 강화

매운맛은 생리 기능을 가장 빠르게 활성화하나 지속하는 힘은 없다. 단맛은 에너지를 보충하니 매운맛과 단맛이 어울리면 매운맛의 작용력이 지속력을 갖는다. 예를 들면 식사 때 매운맛을 먹으면 소화기관을 자극해 소화를 돕지만 일시적인 작용이며 다음 식사 때도 또 먹어야 소화를 돕는다. 그럴 때 매운맛과 단맛을 함께 먹으면 소화력에 지속성이 생겨 다음 식사 때는 먹지 않아도 소화를 돕는 작용을 하는 것이다. 소화와 위장에 좋은 대표 음식이 매운맛과 단맛이 어울린 무, 양파, 고추장이다.

2. 서로 견제하는 작용

매운맛과 단맛은 서로 견제할 수 있다. 매운맛의 발산작용이 과다하면 단맛의 끈끈함으로 억제하고, 단맛의 끈끈함이 과다하면 매운맛으로 발산해 흩어 준다. 예를 들면 매운맛을 많이 먹어 속이 쓰릴 때는 단맛을 먹으면 속쓰림이 줄어들고, 매운맛을 먹어 입안이 화끈거릴 때는 사탕을 입에 물고 있으면 화끈함이 사라진다. 매운맛을 먹고 정신적으로 흥분이 될 때는 단맛을 먹으면 흥분 상태가 진정된다. 모두 매운맛의 발산작용을 단맛의 끈끈함과 완화작용으로 억제하는 것이다. 반대로 단맛을 많이 먹어 속이 느글거릴 때 매운맛을 먹으면 느글거림이 사라지고 속이 편해진다. 단맛을 너무 많이 먹어 위장이 늘어지고 무력해질 때는 매운맛을 먹으면 위장이 활기를 찾는다. 단맛이 지나쳐 중만하고 막힐 때, 체기가 있을 때는 매운맛으로 뚫어 주면 막힌 것이 소통된다.

무는 소화와 기침에 좋다

무는 성질이 평이하며 단맛과 매운맛이 섞여 있는 좋은 채소이다. 개량종은 단맛이 강하지만 토종무는 개량종에 비해 매운맛이 조금 더 있다.

무는 단맛으로 위장을 보하면서 매운맛으로 위산을 분비하고 뚫는 작용을 하여 소화를 돕는다. 특히 밀가루와 보리를 소화하는 작용이 강하다. 밀가루 음식이나 보리밥을 먹을 때는 무를 반찬으로 먹어야 소화가 잘되며 체하지 않는다. 두부나 메밀을 먹고 체한 데도 효과가 있다. 즉 깍두기, 무채, 단무지 등 무로 만든 반찬이 소화제이자 체기약이 된다. 현대는 밀가루 음식을 많이 먹는 시대이며 밀가루로 인한 질병이 많으므로 무가 밀가루의 소화제라는 것을 잘 기억해 두어야 한다.

무는 생것과 익힌 것의 효능이 다소 다르다. 생무는 매운맛이 강하므로 뚫는 작용이 더 강하다. 체기가 있을 때, 막힌 것이 있을 때 사용하며, 수분이 많아 소갈증에 해갈하는 데 좋다. 생무를 갈아 만든 즙은 소갈증과 가래가 많을 때 쓰며, 생무즙에 소금을 약간 넣어 하강하는 기운을 보태면 코피가 나거나 피를 토하는 증세에 효과가 있다. 연근즙을 섞으면 지혈작용이 더 강해진다. 감기 초기에는 생무즙과 생강즙을 섞어 뜨거운 물을 부어 마시고 땀을 내면 감기가 빨리 낫는다.

무를 끓이거나 쪄서 익히면 매운맛이 적어지고 단맛이 더 강해진다. 익힌 무는 위장과 폐를 보하여 소화를 돕고 기침을 그친다. 특히 가을무가 폐에 좋은데 늦가을 서리 맞은 무가 가장 좋다. 우리 조상들은 겨울철에 가을무를 넣어 무밥을 해 먹었는데 이는 감기를 예방하는 효과가 있으며 오랫동안 무밥을 먹으면 만성기침과 천식이 낫는다고 하였다. 가을무를 오랫동안 달인 물로 조청을 만들거나 엿기름을 섞어 엿을 만들면 위장과 폐질환에 효과가 있다.

생무의 매운맛은 소화를 돕지만 속을 쓰리게 할 수 있으니 위산과다, 위십이지장궤양, 소화기 염증 환자는 한 번에 많이 먹으면 안 된다. 무를 익혀 먹으면 그런 부작용이 없다. 흰머리가 많은 사람은 생무를 오래 먹으면 좋지 않다.

단맛이 과다했을 때의 부작용

현대는 설탕을 비롯한 감미료의 사용이 지나치게 많다. 과거에는 곡류를 달여 농축한 조청이나 자연산 꿀을 사용하였기에 단맛의 사용량이 적었으나 지금은 값싸고 손쉽게 구하는 설탕을 사용하므로 사용량이 급속히 증가한 것이다. 또 사 먹는 문화도 단맛의 사용을 증가시킨다. 음식의 구매자들이 단맛을 좋아하기 때문에 판매자는 단맛을 많이 사용할 수밖에 없다. 후식이나 간식으로 판매하는 것은 더 달다. 현대는 단맛이 과용되는 시대이니 단맛의 부작용에 대해서 자세히 알아야 한다. 이는 곧 설탕을 비롯한 감미료의 부작용이다.

단맛이 지나치면 기운과 혈액의 순환이 막힌다

인체의 기운은 상하좌우로 잘 소통되어야 건강하며 어떤 이유로 기운이 순환되지 않으면 질병이 발생한다. 단맛은 끈끈한 성미로 붙잡는 성질이 있으므로 과다하면 혈액이 끈끈하고 탁해지며 기운과 혈액의 순환이 느려지고 막힌다. 특히 단맛은 위장이 있는 복부 중간에 작용하기 때문에 단맛이 지나치면 복부의 중간부터 막히기 시작한다. 그것이 중만中滿이다.

단 것은 성질과 기운이 늘어져 발산이 되지 않아 중만이 생기게 한다.
– 『동의보감』

중만하여 기의 순환이 막히면 여러 증상이 나타난다. 먼저 명치 부위가 막힌 느낌이 들고 부풀어 오르며 심하면 구토를 자주 한다. 상부는 가슴이 그득하여 답답하고, 하부는 대소변이 잘 나오지 않는다. 이것은 식체 증상과 유사하지만 조금 다르다. 식체는 급하게 먹거나 소화하기 어려운 음식을 많이 먹어서 급성으로 발생하며, 두통·고열 등이 있고, 단맛과 관계가 없다. 이에 비해 중만은 체기보다 느리게 발생하고, 두통, 고열 등이 없으며 단맛을 먹으면 심해지는 것이 특징이다.

『동의보감』에는 '중만이 있으면 표본을 따지지 말고 먼저 중만을 치료한다. 병세가 급하기 때문이다'라고 하였다. 중만하면 기가 순행하지 않아 질병을 유발할 수 있으니 빨리 치료해야 한다는 뜻이다. 복부의 중간이 막히면 맵고 따뜻한 기미로 발산시키고, 하부의 대소변이 막히면 쓰고 차가운 기미로 내려보내야 한다. 매운맛과 쓴맛을 함께 쓰면 기를 뚫어서 내려보내니 더욱 좋다.(쓴맛을 참고)

단맛은 습기를 정체시키고 성인병을 유발한다

인체는 70%가 물로 구성되어 있고, 조직 사이의 물질이동이 수액 형태로 이루어지므로 수액 조절이 매우 중요하다. 물이 증발하면 습기가 되고 습기가 뭉치면 다시 물이 되니 습기와 물은 같은 종류이다. 인체 전체의 수분은 신장이 조절하며 신장에는 짠맛이 관여한다. 이에 비해 습기는 비위가 중요하며 비위에는 단맛이 관여한다.

> 단맛은 습기를 생기게 한다.
>
> — 『동의보감』

단맛은 자체가 습윤하여 습기를 보충한다. 또 비위의 소화기에 작용하여 습기 조절에 영향을 준다. 비위가 허약하면 소화 흡수 기능이 저하되어 습기가 정체된다. 그때는 단맛으로 비위를 보해 주면 소화 기능이 좋아지며 습기의 정체를 해소한다. 만약 비위가 허약하지 않은데 단맛을 많이 먹으면 비위가 늘어지고 나태해져 활동하지 않아 습기가 정체된다.

정체한 습기는 변하여 불순물인 담음이 되는데 이를 '습담濕痰'이라고 한다. 습담은 전신을 떠돌다가 특정 부위에 많이 쌓이면 장애를 일으킨다. 위장에 쌓이면 미식거리고 구토하며, 폐에 쌓이면 가래가 많고 기침을 한다. 머리에 쌓이면 어지럽고 두통이 있으며, 혈관 내에 쌓이면 피가 탁해지고 순환장애가 발생한다. 양방의 고지혈증은 한방의 습담으로 인한 질병에 속한다.

습기가 뭉치면 열이 발생하는데 이를 '습열濕熱'이라 한다. 습담이 있으면 습열이 심해지고, 습열이 심하면 습담이 많아진다. 습열증은 매우 광범위하다. 비만부터 고혈압, 당뇨병 등 현대의 성인병은 대부분 습열증에 속한다.

정리하면, 단맛이 지나치면 습기가 정체되고 습담과 습열이 발생하여 다양한 질병을 유발할 수 있다.

단맛이 살을 찌게 만들고 비만을 유도한다

단맛은 비위를 보하는 작용이 강하다. 비위가 허약하여 기운이 없고 식사량이 적으며 몸이 마른 사람에게 단맛이 보약이 된다. 평소에 유난히 단맛을 즐기는 사람은 비위가 허약한 사람으로 판단해도 된다. 비위의 허약을 보충하기 위해 자기도 모르게 입에서 단맛이 당기는 것이다. '늙으면 입에서 단 것이 당긴다'는 말도 늙으면 비위 기능이 저하되어 입맛이 떨어지니 단 것이 당긴다는 의미이다.

그러나 비위가 허약하지 않고 잘 먹으면서 몸이 마르지 않은 사람이 단맛을 즐기면 비만으로 가는 지름길이 된다. 그때는 전체적으로 살이 찌지만 특히 복부비만이 심해진다.

체내에 흡수된 당분은 포도당으로 전환되어 글리코겐 형태로 간에 저장된다. 만약 당분이 너무 많아 간의 저장 능력을 초과하면 지방산으로 전환되니 간은 지방간이 되며 부풀어 오른다. 비알코올성 지방간이 되는 것이다. 또 지방산은 혈액을 타고 순환하다가 인체의 활동성이 저하되면 혈관벽과 복부, 유방, 엉덩이, 허벅지, 팔뚝 등에 달라붙는다. 보통은 복부에 가장 많이 쌓이므로 복부비만이 된다. TV에서 요리에 설탕 사용을 좋아하는 유명 셰프의 몸매를 보면 전체적으로 통통하지만 유난히 배가 나온 것을 볼 수 있다. 유명인이라 몸매 관리를 했을 텐데도 그 정도면 평소에 관리를 안 하는 사람은 어떨 것인가?

고지혈증, 동맥경화, 비만은 고기의 과다 섭취뿐만 아니라 당분의 과다 섭취로도 이루어진다는 점이 중요하다. 평소에 육식을 하지 않고 채식만 하거나 술을 즐기지 않는 사람도 단맛을 즐기면 지방간이 되고 비만이 될 수 있다는 점을 알아야 한다. 단지 음식의 맛만을 위해 설탕을 과용하면 몸매와 건강 모두를 해칠 것이다.

국민들에게 방송이 미치는 영향력은 매우 크다. 셰프들도 맛의 셰프에서 건강의 셰프로 변신하여 국민 건강에 도움이 되었으면 좋겠다.

단맛이 당뇨병을 일으킨다

당뇨병은 혈액 속의 당수치가 상승하는 병으로, 3대 증상은 '다음', '다식', '다뇨'이다. 물을 많이 마시고, 음식을 많이 먹고, 소변을 자주 보는 것이다. 당뇨병은 한의학의 소갈병과 유사하다. 소갈병은 달고 기름진 음식을 많이 먹어서 속에 습열이 쌓인 것이 원인이다. 습열이 쌓이면 열 때문에 목이 마르고 배가 고프기 때문에 많이 먹고 마셔서 소변을 자주 보게 된다.

단맛이 습열을 일으켜 소갈 즉 당뇨병을 유발하니 설탕의 과다한 섭취는 당뇨병의 주된 원인이다. 또 꿀이나 조청, 각종 감미료도 설탕만큼 주의해야 한다.

예전에 꿀을 많이 먹고 당뇨병이 발생한 할머니가 있었다. 하와이로 이민갔던 딸이 10년 만에 귀국하며 하와이 특산품인 꿀 두 병을 선물했는데 할머니는 꿀을 옆에 두고 매일 한 숟가락씩 먹었다. 2~3개월이 지났을 무렵 목이 몹시 마르고 물이 당겨 검사를 하니 당뇨병이라는 결과가 나왔다. 꿀을 많이 먹은 것이 당뇨병의 원인이었다. 꿀은 좋은 보약이지만 오랫동안 많이 먹으면 습열을 일으켜 당뇨병을 유발할 수 있다.

곡식 중에서는 찹쌀이 습열을 일으켜 당뇨병을 유발할 수 있다. 찹쌀은 기미가 따뜻하고 달며 끈기가 강해 떡이나 조청을 만드는 재료이다.

한 아주머니는 친척이 무농약으로 생산했다며 찹쌀 두 가마니를 보내 오자 매일 찹쌀로 밥을 지어 먹었다. 2개월 정도 지날 무렵 입이 마르고 몸이 무겁고 기운이 없어서 양방검사를 하니 당뇨병 초기라는 결과가 나왔다. 필자를 찾아온 아주머니는 자기가 설탕을 많이 먹지도 않았는데 왜 당뇨병이 발생했는지 모르겠다고 말하였다. 그래서 찹쌀을 오랫동안 먹으면 열이 발생해 당뇨병을 일으킬 수 있다고 설명해 주었다.

곡식인 찹쌀을 많이 먹어도 당뇨병이 발생할 수 있는데 설탕이나 꿀처럼 강한 단맛을 오래 먹으면 어떻게 되겠는가. 감미료는 더 나쁘다. 당뇨병을 줄이려면 습열을 일으키는 단맛부터 줄여야 한다.

관리하는 당뇨병과 치료하는 당뇨병

서양의학에서는 당뇨병이 완치되는 질병이 아니며 혈당이 오르지 않도록 관리를 잘하여 합병증만 예방하면 된다고 말하고 있다. 따라서 당뇨병이 발생한 순간부터 죽을 때까지 평생 양약을 먹어서 혈당을 조절하는 한편 혈당을 오르게 하는 식품을 금지해야 한다고 주장하는데 금지 식품에는 과일도 들어 있다. 과일의 당분도 혈당을 올리기 때문에 좋지 않다는 것이다.

한의학은 다른 의견을 갖는다. 당뇨병은 한의학에서 소갈병에 속한다. '소消'는 태운다는 뜻이고 '갈渴'은 갈증이다. 몸이 불로 태우는 것처럼 뜨거워져 갈증이 심해진 상태가 오랫동안 지속하면 발생하는 것이 소갈병이다. 소갈병의 치료법은 불을 끄면서 불씨를 완전히 제거하는 것이다. 급히 불을 꺼야 할 때는 쓰고 차가운 성미를 쓰는데 소화기와 같은 역할이다. 불씨를 완전히 제거할 때는 물을 많이 부어야 하니 달고 차가운 성미로 음액을 보충하면서 열기를 식혀 주어야 한다. 그럴 때 쓰고 차가운 성미의 채소와 수분이 많으면서 달고 차가운 성미의 과일이 약이 된다. 과일을 먹으면 일시적으로 당 수치가 높아질 수 있으나 몸속의 불씨를 완전히 제거해 결과적으로 당뇨병을 낫게 할 수 있다.

소갈병은 초기, 중기, 말기로 나눈다. 과일은 주로 초기에 열과 갈증이 심할 때 좋지만 시기에 상관없이 갈증이 심하면 과일을 먹는 것이 좋다. 단, 주의할 것은 과일을 달여 농축한 과일즙은 수분이 적어지면서 단맛이 강해지고 찬 성질이 많이 감소하니 소갈병에 좋지 않다는 점이다. 생과일을 갈아 즙을 내어 먹는 것도 위장에 부담을 주어 좋지 않다. 과일은 생것 그대로 입으로 씹어 가며 천천히 먹는 것이 가장 효과적이다.

서양의학은 몸이 차갑거나 뜨거울 때 병이 된다는 이론이 없으므로 당뇨병에 과일이 약이 될 수 있다는 내용을 부정하고 있다. 거기에 대한 대답은 한방 관련 잡지인 『의림지』에 발표된 내용으로 대신한다.

오랜 당뇨병에 향연환香連丸과 수박을 많이 먹으면 치유된다. 서양의사는 당뇨병에 당분이나 전분을 먹지 못하게 하며 쌀밥도 당분이 많다고 금지하고 있다. 서양인은 물질 연구에만 전적으로 따르며 기화氣化를 모른다. 당뇨병은 수박에서 효과를 많이 얻는다.

– 『의림지』, 「중국임상」

단맛을 과식하면 항생제 남용과 암을 부른다

서양의학에서는 인체가 세균에 감염되면 세균을 죽이는 항생제를 쓴다. 현대는 항생제의 남용이라 할 정도로 항생제의 사용이 아주 많다. 세균이 번성하고 항생제를 많이 사용하게 된 이유는 다양하며 그중 하나는 현대인들이 지나치게 단맛을 많이 먹는 것이다.

세균이나 벌레들은 기본적으로 덥고 습한 환경에서 번성한다. 예를 들면 덥고 습한 여름철에 벌레들이 증가하는 것과 같다. 『동의보감』에는 '습열이 쌓이면 충蟲이 생긴다'고 하였다. 인체도 마찬가지이니 체내에 습열이 많아지면 세균과 벌레들이 번성할 수 있는 환경이 조성된 것이다. 음식 중에 습열이 많은 것은 단맛과 고기, 술이다. 단맛이 지나치면 체내에 습열이 많아지고 습열이 많아지면 세균을 번성시켜 항생제 사용으로 이어질 수 있다. (쓴맛, 매운맛을 참고)

한의학에서 충은 광범위한 개념이다. 좁게는 회충과 같은 장내의 충을 의미하고, 넓게는 체내의 모든 세균과 바이러스를 포함한다. 인간은 충과 함께 살아간다는 의미로 인간을 충체 또는 균체라고도 표현한다. 단맛은 습열을 만들어 체내의 충을 활성화한다.

『동의보감』에는 '충병에는 감초를 금해야 한다. 충은 단맛을 보면 움직이고, 신맛을 보면 움직임을 그치고(고요해지고), 쓴맛을 보면 안정되고, 매운맛을 보면 머리를 숙이고 내려간다'고 하였다. 충을 기르고 움직이게 하는 것은 단맛뿐이고 나머지 맛들은 충의 활동을 제약한다. 충이 좋아하는 끈끈한 단맛을 견제하는 것은 발산하는 매운맛이다. 충을 제거할 때는 매운맛을 가장 많이 사용하니 한방구충제는 매운맛이 가장 많다. 쓴맛과 신맛이 그 다음이다.

만약 충이 활성화되어 번성하면 세력이 커지고 뭉쳐서 덩어리가 될 수 있다. 암과 같은 덩어리로 발전할 수 있는 것이다. 암세포는 포도당과 단백질을 좋아한다. 암 진단에 인체에 포도당을 주입한 뒤 포도당이 밀집된 부위를 촬영하여 암 부위를 예측하는 진단기도 사용한다. 암세포가 포도당을 좋아하기 때문에 포도당이 밀집된 곳에 암 덩어리가 있다는 판단이다. 포도당도 단맛이니 충이 단맛을 좋아한다는 것을 생각해 보라. 암 예방은 단맛과 고기를 적게 먹는 것에서 출발해야 한다. 암을 치료할 때도 마찬가지이다.

단맛을 많이 먹으면 신장이 나빠진다

한의학에는 '감상신甘傷腎'이란 이론이 있다. 단맛이 지나치면 신장을 손상한다는 뜻이다. 현대는 단맛이 과용되는 시대이니 이를 잘 알아야 한다.

한의학에서 신장은 남성의 고환, 여성의 자궁을 관리하면서 정精을 가장 많이 저장하고 있는 중요한 장기이다. 정은 뇌수(뇌)와 골수(뼈)를 채우는 물질이니 정이 충분하면 뇌수와 골수가 충족되고, 정이 부족하면 뇌수와 골수가 부실해진다. 신장의 기운이 밖으로 드러나는 곳은 머리카락, 치아, 허리 등이다. 따라서 단맛이 지나쳐 신장이 나빠지면 남녀의 생식기능, 두뇌, 뼈, 머리카락, 치아, 허리가 나빠질 수 있다. 만약 단맛이 과도하여 습열을 일으키면 이런 증상들이 더욱 심해진다.

생식기능이 나빠지면 정자와 난자가 부실해져 불임이 된다. 과거보다 영양 상태가 좋은 현대인들이 도리어 정자와 난자가 부실하고 불임이 크게 증가한 이유 중의 하나가 바로 단맛의 과용이다.

뇌수가 부족해지면 기억력감퇴와 건망증, 치매가 유발되고, 골수가 부족해지면 골다공증이 유발된다. 머리카락은 부족한 영양 때문에 탈모가 되거나 나이보다 일찍 희어지고, 허리는 약해져 요통이나 허리디스크가 많아진다. 또 치근이 약해져 자주 치아를 닦아도 치아가 손상된다. 단맛이 습열을 발생시키고 습열이 상승하면 잇몸과 치아의 뿌리를 마르고 허약하게 만들어 결국 치아가 나빠지는 것이다. 당뇨병 환자들이 자주 치아를 닦아도 잇몸이 마르고 치열이 고르지 않게 되는 이유이다.

과거와 비교해 영양 상태가 현저히 좋아졌음에도 불구하고 현대에 이런 질병들이 급속히 증가하는 원인은 곡물을 적게 먹으면서 곡물을 대신하는 다른 단맛을 과다 섭취하여 신장 기능이 나빠졌기 때문이다. (145쪽 '담담한 곡류가 정기를 기른다' 참고)

음주가는 단맛을 멀리해야 한다

술은 액체이면서 뜨거운 성질이니 습열이 가장 강한 음식이다. 술을 많이 마시면 체내에 습열이 쌓인다. 술이 가진 독을 '주독酒毒'이라 하는데 주독은 바로 습열의 독이다. 만약 과음하는 사람이 단맛을 많이 먹거나 단맛을 좋아하는 사람이 과음하면 술의 습열에 단맛의 습열이 가중되어 더욱 습열이 많아진다. 곧 주독이 쌓이는 것이다. 그래서 술안주에는 단맛의 음식이 적당하지 않다.

음주 후에 주독을 해독하는 방법은 두 가지이다. 첫째가 땀을 내는 발한법이고, 둘째가 소변을 잘 나가게 하는 이뇨법이다. 술의 습열을 땀이나 소변으로 배출하는 것이다. 음주할 때나 음주 후에 단맛을 먹으면 땀의 발산을 막는 한편 습을 정체시켜 소변의 배출도 막아 버린다. 그러면 습열이 더 쌓이게 된다. 『동의보감』에는 '술을 즐기는 사람은 단것을 많이 먹거나 오래 먹으면 안 된다'고 하였다.

이처럼 음주가가 습열이 많을 때 나타나는 대표 증상이 구토이다. 과음할 때, 혹 과음 후에 구토를 잘하는 사람은 단맛을 멀리해야 한다.

음주 후에는 두통이나 메슥거림 같은 숙취가 나타날 수 있다. 숙취를 해소할 때는 땀을 내는 매운맛이나 소변을 잘 내보내는 담담한 맛이 적당하다. 그런데 꿀물을 먹는 사람도 있다. 그런 사람은 대부분 위장이 허약한 사람이니 메슥거림이나 속이 부대낄 때 꿀의 단맛으로 잠시 위장을 가라앉히는 것이다. 하지만 꿀의 단맛이 많으면 습열을 정체시키므로 자주 사용하면 안 되는 방법이다. 고지혈증, 동맥경화 등이 있는 음주가는 더욱 단맛을 주의해야 하다.

단맛과 정신

급한 것을 누그러뜨리는 단맛의 완화 작용은 정신의 안정에도 똑같이 적용된다. 마음이 급해지거나 조급해질 때, 팽팽한 긴장감이 강할 때, 노기가 치밀어 오르고 화가 날 때, 날카로움이 심해 살기가 느껴질 때 단맛을 먹으면 마음을 안정시키고 편안하게 할 수 있다.

또 몸이 허약하고 영양분이 부족하면 기혈이 부족해져 마음이 불안하고 심장이 두근거릴 수 있는데 단맛으로 기운과 혈액을 보충하면 불안감과 두근거림이 사라진다.

단맛이 지나치면 습열을 일으키는데 습열이 상승하여 심장을 자극하면 심장이 뜨거워지고 화가 발생한다. 심화가 발생하면 마음이 차분하지 못하고 조급해지면서 심하면 화를 폭발한다. 설탕을 많이 먹으면 성격이 신경질적으로 되거나 폭력성, 충동성이 증가한다는 연구 결과가 있는데 이는 단맛의 과다 섭취로 심장에 화가 발생한 것이다. 어린이는 산만하고 집중력이 떨어지는 주의력결핍, 과잉행동증후군이 발생할 수 있고, 성인도 기억력감퇴나 학습장애, 업무능률 저하 등의 원인이 된다.

단것을 먹으면 마음이 안정되고 단것을 먹지 않으면 마음이 불안해지는 것은 탄수화물 중독, 곧 단맛의 중독이니 평소에 단것을 멀리하는 습관을 가져야 중독을 이겨낼 수 있다.

탄수화물 중독

일반적으로 중독성이 있다고 알려진 것은 마약과 담배, 음식 중에서는 술, 카페인 함유 식품이다. 이를 즐기면 끊기가 어려우며 갑자기 끊었을 때는 심한 금단 증상이 나타난다. 보통의 음식에는 중독이란 말을 쓰지 않지만 근래에는 '탄수화물 중독'이라는 용어가 등장했다. 탄수화물은 단맛에 많으니 곧 '단맛의 중독'이란 의미이다.

탄수화물에 중독된 사람은 평소에 단맛을 좋아하고 즐기며, 스트레스를 받으면 단 음식을 찾고, 야식으로 단 음식이 먹고 싶으며, 배부르게 먹고도 후식으로 단것을 찾는다. 가장 큰 특징은 마음이 불편하고 불안, 초조, 긴장할 때 단것을 먹으면 곧 심리적인 안정을 찾게 되고, 먹지 않으면 증상이 지속하는 것이다. 그래서 더욱 단맛을 끊기가 힘들다.

이렇게 단 것을 즐기면 살이 찌고 당뇨병이 발생할 수 있으니 주로 비만이나 당뇨병과 관련되어 탄수화물 중독이 자주 등장한다. 체중을 조절하거나 당뇨를 치료할 때 탄수화물이 많은 음식을 금지하고, 심지어 설탕이나 쌀이나 모두 탄수화물이니 쌀밥을 줄이라는 주장까지 나오고 있다. 과일도 과당이 있으니 먹지 말라고 한다.

이렇게 식품의 성분분석에만 몰두한 주장을 접할 때면 당혹함을 느끼게 된다. 과연 쌀밥이 비만과 당뇨병의 원인이 되는 것일까? 쌀이 주식이고 쌀밥을 유난히 많이 먹었던 과거 사람들은 모두 비만과 당뇨병 환자들이었을까?

탄수화물의 종류와 소화 흡수

탄수화물은 가수분해 되었을 때 생성되는 구성 당류의 수에 따라 분류된다.

1. 단당류 : 당이 1개인 것으로 포도당, 과당, 갈락토오스가 있다.
2. 이당류 : 2개의 단당류로 구성된 것으로 자당(설탕), 맥아당, 유당이 있다.
3. 올리고당류 : 3~8개의 단당류가 결합한 것이다.
4. 다당류 : 수많은 단당류가 결합한 것으로 복합탄수화물이라고 한다. 녹말(전분), 글리코겐, 식이섬유소가 있다. 쌀, 밀, 옥수수 등의 곡류와 감자, 고구마 등에 많다. 탄수화물을 오래 저장할 때 식물은 전분의 형태로 뿌리나 종자에 저장하고, 동물은 글리코겐의 형태로 간과 근육에 저장한다.

단당류는 특별한 소화 단계를 거치지 않아도 몸에 바로 흡수되며, 이당류와 올리고당류도 소화와 흡수가 빠르다. 혈당지수(섭취했을 때 혈당이 얼마나 빨리 상승하는가를 나타내는 지수)가 높다. 포만감이 많지 않으면서 혈당을 빨리 높이기 때문에 비만과 당뇨병을 초래하기 쉽다.

다당류는 여러 소화기관의 단계를 거쳐 최종적으로 포도당의 형태로 몸에 흡수된다. 섭취하면 포만감을 주면서도 칼로리가 높지 않고, 소화와 흡수도 천천히 이루어지며 혈당지수가 낮다. 특히 식이 섬유소는 소화할 수 없는 다당류이며 에너지원으로 사용되지는 못하나 장의 연동 작용을 촉진하고 섭취한 음식물의 부피를 증가시켜 배변을 도와준다.

이상을 살펴보면 같은 단맛이라도 다당류와 다른 탄수화물과 구별되는 점을 알 수 있다. 곡식, 감자, 고구마 종류의 복합탄수화물은 다른 탄수화물 식품보다 오래 먹어도 당뇨병 같은 부작용이 적다. 주식으로 사용해도 부작용이 적은 것이다.

현대는 먹거리가 많은 영양 과잉의 시대이다. 주식을 대신하여 다른 것을 많이 먹고 특히 설탕과 감미료가 많은 음식을 사 먹는 풍토이다. 이를 바꾸어야 비만과 당뇨에서 벗어날 수 있다.

모든 탄수화물이 성인병을 유발하지는 않는다

비만과 당뇨병 같은 성인병에 탄수화물의 과다섭취가 주범으로 지적되고 있다. 쌀밥도 탄수화물이니 쌀밥을 줄여야 한다는 주장도 있는데 매우 잘못된 생각이다.

과거에는 밥그릇이 요즘의 3~5배 정도로 크고, 고봉밥이라 하여 높은 산봉우리가 솟은 것처럼 밥을 듬뿍 담아 많이 먹었지만 비만과 당뇨병이 많지 않았다. 비만과 당뇨병의 주원인은 쌀밥이 아니라 먹은 양보다 활동량이 적어 열량이 쌓이는 것, 육체노동보다 정신노동이 많은 사회적 환경, 수면부족 그리고 과식, 폭식, 야식, 술 등이다. 또 고기, 밀가루, 단맛처럼 습열이 많은 음식을 즐기는 것도 큰 원인이다. 쌀보다 서구식 식습관, 인스턴트, 패스트푸드가 더 큰 문제인 것이다.

과거의 쌀은 현미였고 현재의 쌀은 백미라는 점도 중요하다. 곡식의 구조는 지구의 구조에 비유된다. 지구는 두껍고 단단하며 차가운 맨틀이란 껍질과 내부에 있는 초고온의 핵으로 구성되어 있다. 차가운 껍질과 뜨거운 속으로 구성된 것이다.

곡식도 겉껍질은 두껍고 단단하며 성질이 차갑고 속의 알맹이는 따뜻하다. 찬 껍질과 따뜻한 알맹이를 함께 먹으면 평이한 성미가 되지만 겉을 제거해버리면 따뜻한 성미만 남게 되어 열성의 식품이 된다. 예를 들면, 현미는 평이하여 오래 먹어도 되지만 겉을 깎아 낸 백미는 열기가 많은 식품이 되므로 많이 먹으면 열을 일으킨다. 밀도 겉이 두꺼운 통밀은 평이하지만 껍질을 제거한 흰 밀가루는 뜨거운 성질이라 많이 먹으면 열을 일으킨다. 녹두는 겉껍질은 차갑고 알맹이는 평이하므로 딱딱한 겉껍질을 제거해 버린 흰 알맹이는 녹두 특유의 해열 작용이 없다.

이처럼 같은 탄수화물이라도 성질이 평이한 것과 열기가 많은 것의 작용은 크게 다르다. 현미를 먹지 않으면서 단순히 쌀밥을 줄여야 한다는 말은 이치에 맞지 않는다. 쌀밥을 줄여야 한다는 말은 백미를 줄이고 현미를 먹어야 한다는 말로 바꾸어야 한다. 현미는 수천 년 동안 주식으로 먹어 온, 부작용이 아주 적은 음식이다. (과일과 당뇨병의 관계는 위에서 짧게 설명했다.)

설탕이 만병의 원흉인가

설탕의 종류

설탕에는 가장 많이 사용하는 백설탕을 비롯해 황설탕과 흑설탕 그리고 비정제흑설탕이 있다.

비정제흑설탕은 사탕수수의 즙액을 졸여 만든 것으로 검은색이다. 정제 과정을 거치지 않아 사탕수수에 들어 있는 여러 영양소가 풍부하고 성질도 사탕수수처럼 조금 냉하다. 수분을 함유하고 있어 오래 보관하면 엉겨 붙어 있다. 다만 가격이 비싸고 단맛이 강하지 않아 많이 사용하지 않지만 설탕 중에서는 해로움이 가장 적다.

비정제흑설탕을 뜨겁게 가열해 정제하면 황색의 설탕이 된다. 황설탕은 중백당이라고도 하는데 백설탕과 비정제흑설탕의 중간이다. 수분도 중간 정도로 함유하고 있다. 다만 가열 과정에 영양소가 파괴되어 영양성분은 백설탕과 크게 다르지 않다.

백설탕은 상백당이라고도 한다. 원당을 원심분리로 정제하고 표백하여 만든다. 최종 정제한 설탕이라 단맛은 강하지만 수분 함량이 적고 영양소가 없이 칼로리만 있는 것이다.

비정제흑설탕이 아닌데도 흑설탕이라 불리는 것은 백설탕에 색을 내기 위해 당밀과 캐러멜을 첨가한 것이다. 영양성분이 없고 해로움이 많은 것은 백설탕과 다를 바 없다.

저설탕 제품과 무설탕 제품의 함정

설탕의 해로움이 알려지면서 식품회사들은 저설탕 제품, 무설탕 제품의 판매에 열을 올리고 있다. 그런데 이런 제품들을 먹어 보면 역시나 달다. 설탕 대신 다른 감미료를 첨가해 단맛을 낸 것이다. 소비자가 단맛을 좋아하기 때문에 식품회사는 결코 단맛을 포기할 수 없다. 식품업계의 '설탕과의 전쟁'은 무조건 설탕의 양을 줄이는 게 목표가 아니다. 단맛에 길들여진 소비자가 단맛을 느끼면서도 설탕을 과하게 먹었다는 느낌을 갖지 않도록 하는 데 초점이 맞추어져 있는 것이다. 따라서 설탕을 대신할 감미료가 속속 등장하고 있다. 꿀, 과당, 포도당, 올리고당, 메이플 시럽, 아가베 시럽, 자일로스 등의 천연 감미료부터 아스파탐, 사카린, 자일리톨 같은 인공감미료도 있다.

꼭 알아야 할 것이 그 어떤 성분의 감미료라도 최종적인 단맛의 부작용은 다 같다는 점이다. 가장 좋은 감미료라는 자연산 꿀을 많이 먹어도 살이 찌고 당뇨병이 발생하는데 하물며 그보다 못한 감미료는 어떻겠는가?

한 감미료의 해로움이 알려지면 곧바로 다른 감미료가 등장하여 사람들을 현혹한다. 그리고 그 감미료가 검증 받는 시간에 사람들을 중독시키고 그 해로움이 알려지면 또 새로운 감미료가 등장하는 악순환이 계속된다. 확고한 지식이 없으면 물건을 팔려고 노력하는 식품회사를 이길 수 없다. 자신과 가족들의 건강을 지키려면 먼저 단맛의 해로움을 알아야 하고, 몸에 좋은 감미료를 찾기보다 단맛을 줄이려는 노력을 해야만 한다.

흑설탕과 백설탕 논쟁

백설탕과 흑설탕의 논쟁이 있다. 백설탕은 백해무익하며, 흑설탕은 비타민, 미네랄이 풍부하여 몸에 좋다는 것이다. 여기서의 흑설탕은 비정제흑설탕이다. 잘못 들으면 비정제흑설탕은 많이 먹어도 괜찮다는 소리로 들릴 수 있는데 매우 옳지 않은 주장이다. 한의학 이론은 수천 년 전에 나왔다. 그때는 흑설탕, 백설탕 모두 없었다. 기껏해야 자연산 꿀이나 곡식으로 만든 조청, 대추, 감초 등에서 얻은 단맛이 전부였다. 그런 천연의 단맛도 지나치면 질병을 일으킨다는 것이 한의학 이론이다.

흑설탕, 백설탕 논란을 보면 영양소 분석만 할 줄 알지 단맛이라는 전체를 보지 못하는 서양의학과 성분분석의 단점이 그대로 드러난다. 물론 비정제흑설탕이 백설탕보다 나을 수는 있지만, 얼마 되지도 않는 비타민, 미네랄 운운하며 면죄부를 주는 것은 나무만 보고 숲은 보지 못하는 아주 짧은 생각이다.

천일염, 기계염 논란 역시 마찬가지이다. 예전의 소금은 대부분

천일염이었다. 그러나 천일염의 짠맛도 많이 먹으면 당연히 부작용
이 나타난다. 천일염과 죽염은 비타민, 미네랄, 무기질이 풍부하여
많이 먹어도 해가 없다는 것은 한심스러운 말이다. 비타민, 미네랄,
무기질 타령은 이제 그만해야 한다.

3장

매운맛에
대하여

매운맛

강한 매운맛은 고통을 준다

맛이 강한 것들은 모두 먹기 힘들지만 특히 매운맛이 더하다. 강한 매운맛을 먹으면 심한 고통을 느낀다. 매운맛의 한자는 '매울 신辛'인데 『설문해자』에는 '자극이 강하여 고통으로 우는 형상'이라고 풀이했다.

「고추」라는 유행가의 가사 중에는 '세상살이가 인생살이가 고추보다 맵다 매워' 하는 말로 괴롭고 힘든 생활상을 고추의 매운맛에 대비하고 있다. 과거의 고문 방법 중에는 고춧가루를 탄 물을 입과 코에 부어 넣는 방법이 있었다. 고춧물이 닿은 부위는 온통 따갑고 눈물 콧물 범벅이 되며 숨을 쉬기 힘들어 고통스럽다. 실제 다른 맛들은 혀의 미각세포에서 느끼나 매운맛은 고통을 느끼는 통각세포가 느낀다.

사람들은 고통을 주는 매운맛을 즐겨 먹는다. 즐겨 먹는 것이 질병을 유발할 수도 있고 질병을 낫게 할 수도 있다. 그 작용을 잘 알아서 스스로 조절하는 것이 중요하다.

매운맛은 발산한다

매운맛의 작용을 한마디로 정리하면 '발산發散'이다. 발산작용은 활발한 움직임으로 흩어뜨리고 퍼져나가는 것이다. 강한 매운맛을 먹으면 얼굴에 열이 확 오르고 입이 화끈거리기 때문에 자연히 입을 벌려 후후후 하고 숨을 내쉬며 땀을 흘린다. 이것은 매운맛의 발산작용을 잘 나타내는 생리현상이다.

매운맛을 먹었을 때 발산이 잘 일어나는 부위는 크게 두 곳이다. 피부 같은 체표와 장부가 있는 체내이다. 어느 부위에 발산이 많은가를 알아야 치료할 때 도움이 된다.

첫째, 매운 것 중에서 성질이 가벼워 잘 뜨는 것은 상승하며 발산하니 땀을 내는 발한작용을 한다. 맵고 뜨거운 것이 맵고 서늘한 것보다 발한작용이 강하다. 주로 체표에서 작용하나 일정 부분 내부의 운행도 돕는다. 음식에서는 파와 고추가 대표적이다.

둘째, 매운 것 중에 잘 뜨지 않는 것은 내부에서 발산하니 기운과 혈액을 운행시키는 운행 작용을 한다. 맵고 뜨거운 것이 맵고 서늘한 것보다 운행 작용이 강하다. 주로 내부에서 작용하지만 약간의 발한작용이 있어 미약하게 땀을 내는 감기에도 사용된다. 음식에서는 생강이 대표적이다.

맵고 뜨거우며 무거운 성질을 갖는 것들은 내부를 따뜻하게 데우고 양기를 도우면서 운행 작용도 하여 뭉친 것을 풀어 준다. 주로 정력제로 사용되며, 체내에 냉기, 습기가 뭉친 것을 잘 풀어 준다. 음식에서는 마늘이 대표적이다.

감기 초기에는 매운맛으로 땀을 내야 빨리 낫는다

과거에는 독감과 같은 외감성질환이 건강에 큰 위협이었다. 한의학은 외감성질환의 연구가 하나의 큰 축이 되어 발전해 왔다. 서양의학이 발달한 현재도 한의학의 우수성은 숨길 수 없다. 필자는 감기와 감기 후유증의 치료는 한의학이 서양의학보다 더 우수하다고 생각한다.

한의학에서는 감기 초기에 땀을 내어 치료하는 발한법을 사용한다. 감기는 외부의 찬 기운이 인체의 표피에 침입하여 발생하는 것이다. 이때 매운맛으로 땀을 내면 표피의 찬 기운이 밖으로 빠져나가 감기가 치유된다. 좀 더 자세히 살펴보자.

감기는 통상 일반 감기와 독감으로 나눈다.

일반 감기는 몸에 침입한 찬 기운이 비교적 약한 것이다. 발열은 섭씨 37.3도 이하의 미열이고 약간의 오한과 두통, 재채기, 콧물 등이 있다. 생강차 같은 매운맛으로 조금만 땀을 내도 쉽게 치료되며 후유증도 별로 없다.

독감은 몸에 강한 찬 기운이 침입한 것이다. 섭씨 38도 이상의 고열에 오한과 두통이 심하며, 전신이 쑤시고 아프다. 반면 재채기와 콧물은 심하지 않다. 몸살감기라고도 한다. 이때는 강한 매운맛으로 땀을 내야 찬 기운을 몰아낼 수 있다. 가정에서 할 수 있는 좋은 방법은 매운 김치찌개에 파의 흰 뿌리, 생강, 무를 넣고 얼큰하게 끓여 먹은 후에 이불을 덮고 자면서 땀을 내는 것이다. 콩나물국에 고춧가루, 파, 생강, 무를 넣어도 좋다. 임진왜란 전에는 고추가 없어서 파뿌리나 생강 달인 물을 먹고 땀을 냈는데 지금은 고춧가루가 있으니 땀내기도 쉽다. 필자는 오한, 두통, 전신 통증이 있을 때 독감이란 생각이 들면 바로 그날 매운 찌개를 먹은 후 이불을 뒤집어쓰고 땀 흘리며 잔다. 오한이 심할수록 땀을 더 낸다. 다음 날이면 개운하며 증상이 하루 이상 간 적이 없다. 초스피드로 독감이 낫는 것이다. 증상이 나타났을 때 빨리 시행할수록 빨리 낫는다. 땀을 내지 않으면서 항생제나 해열제를 먹으며 시간을 끌면 치료가 늦어지고 감기 후유증도 심해진다.

감기에 걸렸을 때는 땀이 나는 감기와 땀이 나지 않은 감기를 구분해야 한다. 땀이 나는 감기는 약한 매운맛으로 땀을 조금만 내야 하고, 땀이 전혀 나지 않는 감기는 강한 매운맛으로 땀을 많이 내야 한다.

주의할 점은 감기에 매운맛으로 발한시키는 치료법은 감기 초기(보통 발병 후 3일 이내)에만 유용하다는 것이다. 감기가 오래되어 발열, 오한이 없고 기침, 가래만 있을 때, 3주 이상 된 만성기침, 가래가 없는 마른기침 등에는 강한 매운맛을 쓰면 안 된다. 폐를 건조하게 만들어 기침만 더 심해진다. 그때는 약한 매운맛에 신맛을 가미해 써야 한다.

열감기는 오한, 두통, 재채기 없이 고열이 반복되며 입 마름이 심한 것이 특징이다. 소아에게 많이 발생한다. 그때는 강한 매운맛으로 땀을 내면 안 된다. 치료는 박하차 같이 서늘하고 약한 매운맛으로 조금만 땀을 내면서 달고 찬 것을 가미해 수액을 보충하며 해열해야 한다. 배, 수박, 오이, 미나리, 우유 등이 달고 찬 성미이니 열감기에 쓸 수 있다. 갈아서 즙을 내어 먹으면 좋다.

감기에 땀을 낼 때는 사우나나 반신욕으로 땀을 내는 것은 좋지 않다. 사우나나 반신욕은 짧은 시간에 강력하게 땀을 내지만 몸에 무리를 줄 수 있고, 땀구멍을 너무 크게 열어서 뜨거운 물 밖으로 나오는 순간 찬 기운이 다시 침입할 수 있으니 감기 치료에 도움이 되지 않는다. 가장 좋은 방법은 방 온도를 따뜻하게 높이고 이불을 덮고 잠을 자면서 서서히 오랜 시간에 걸쳐 땀을 내는 것이다. 이렇게 하면 몸에 무리를 주지 않으면서 찬 기운을 뿌리까지 몰아낼 수 있다.

발한법의 부작용을 줄이는 법

감기 초기에는 매운맛으로 땀을 내어 치료한다고 하였다. 그러나 강제적 발한은 기운과 혈액을 허약하게 만들기 때문에 발한의 부작용을 줄이는 방법도 있다.

첫째, 가장 많이 사용하는 방법은 단맛으로 기운과 혈액을 보충하는 것이다. 쌀을 끓여 만든 묽은 죽을 먹거나 처방 약에 인삼, 생지황, 감초 등의 단맛을 조금 가미한다.

둘째, 발한이 과다할 것으로 생각되면 오미자, 작약 등의 신맛을 조금 넣어 수렴한다.

셋째, 맵고 따뜻한 기미가 강할 때는 쓰고 차가운 기미로 억눌러야 하니 황금 같은 약을 조금 가미한다.

가정에서 매운 김치찌개를 먹고 땀을 낼 때는 쌀이나 밥을 끓인 따뜻한 죽을 함께 먹는 것이 좋다. 따뜻한 것은 땀이 나는 것을 돕고, 곡물의 단맛은 기운이 빠지는 것을 보충하여 탈진하지 않게 한다. 단, 죽이 진하면 소화장애를 일으키거나 열이 더 심해지게 할 수 있으니 되도록 묽은 죽이 좋다. 신맛은 식초, 쓴맛은 채소를 사용한다. 이상은 발한법을 쓸 때 반드시 참고해야 하는 치료법이다.

과다한 땀내기는 기운과 혈액을 손상한다

땀의 가장 중요한 작용은 체온조절이다. 더운 여름에는 체내에 열이 많아지니 인체는 땀을 많이 흘려 체온을 낮추고, 추운 겨울에는 열이 적어지니 땀이 흐르지 않는다. 몸에 열이 많으면 땀이 많고, 몸이 차가우면 땀이 적다. 운동할 때, 맵고 뜨거운 것을 먹으면 땀이 많고, 가만히 있거나 찬 것을 먹으면 땀이 없어진다. 모두 체온조절과 관계된 것이다.

땀은 물이니 곧 음액이다. 땀을 많이 흘리면 음액이 부족해진다. 『동의보감』에는 '피와 땀은 이름은 다르지만 같은 것이다. 피를 흘리면 땀이 없어지고, 땀을 흘리면 피가 없어진다'고 하였다. 혈액도 음액에 속하니 땀을 많이 흘리면 혈액이 적어지는 것이다.

그런데 땀이 몸 밖으로 나갈 때는 양기와 함께 빠져나간다는 점이 중요하다. 사우나에서 오랜 시간 땀을 많이 흘렸을 때를 생각해 보자. 갈증이 나는 한편 기운도 없을 것이다. 갈증이 나면 음액이 적어진 것이고, 기운이 없으면 양기가 적어진 것이다. 강제로 땀을 내면 기운과 혈액이 모두 부족해진다. 평소 기운이나 혈액이 부족할 때는 땀을 많이 흘리면 안 된다. (기혈 부족은 단맛을 참고)

　허약인, 노인, 소아, 큰 병을 앓거나 앓은 후, 맥이 미약하면 땀을 많이 내면 안 된다. 특히 코피가 잘 나는 사람, 많은 출혈이 있었던 사람, 여성은 생리 기간이나 생리 전후, 출산 시 출혈이 많았으면 땀을 내면 안 된다. 감기에 걸렸을 때나 혹 평소라도 지나치게 매운 것으로 땀을 내면 안 되는 것이다.

코감기와 비염에 좋은 파

매운맛의 채소는 발산작용이 있어 예로부터 감기 초기에 땀을 낼 때 사용되었다. 그중 파는 기미가 따뜻하고 매우면서 발산작용이 뛰어나 감기 초기에 생강과 함께 많이 사용한다. 특히 파는 속이 비어 구멍이 있는 것이 콧구멍과 비슷하게 생겼는데 효능도 콧구멍을 틔워 주는 효과가 매우 뛰어나다. 따라서 맑은 콧물이 많이 흐르는 코감기와 비염에 탁월한 효과가 있다. 달여 먹어도 좋고 잘게 썬 것을 다른 음식에 많이 넣어 먹어도 좋다.

　어느 날 필자가 아침부터 코가 약간 막히며 콧물이 흐르는 코감기 증상이 있었다. 점심 식사 시간에 모임에서 설렁탕을 먹게 되었는데 탕에 파 3~4순가락 분량을 넣어 먹었더니 1~2시간 후에 코가 뚫리며 코감기 증상이 좋아졌다. 코감기에 파를 많이 먹는 방법을 여러 사람에게 알려 주었는데 모두 효과가 있었다고 하였다. 다만 오한, 두통 등의 증상이 심할 때는 파만으로는 발산작용이 약하므로 고추나 생강 같은 강한 매운맛을 더해야 효과가 있다.

임신했을 때 감기에 걸리면 다른 약을 먹기 어렵다. 임신부는 파와 생강을 달여 먹고 약간의 땀을 내면 태아에 나쁜 영향을 주지 않으면서 감기를 잘 치료할 수 있다.

이 밖에도 파는 따뜻하고 향기가 있어 오장의 기운을 잘 통하게 하고, 위아래의 양기를 잘 소통시킨다. 기운이나 혈액이 울체한 증상이 있을 때 먹으면 효과적이다.

파는 땀을 내는 발한 작용이 강하니 평소에 땀을 많이 흘리는 사람이 먹으면 해롭다. 흥분한 상태이거나 평소에 흥분을 잘하는 사람, 성욕이 강하여 참지 못하는 사람, 상기가 되어 얼굴이 붉은 사람은 금지한다.

파를 발한이나 소통의 목적으로 사용할 때는 단맛의 꿀, 사탕 등과 함께 먹으면 발산작용이 줄어드니 좋지 않다.

찬바람에 기침이 나올 때는 맵고 단것을 먹는다

폐는 공기와 직접 접촉하기 때문에 외부의 온도에 영향을 많이 받는다. 찬 기운과 더운 기운 중에 폐를 더 자극하는 것은 찬 기운이다. 『동의보감』에 '몸이 차가운데 찬 것을 마시면 폐를 손상한다'고 하였다.

폐가 찬 기운에 접촉했을 때 발생하는 기침을 '한수寒嗽'라고 한다. 한수의 특징은 찬바람을 쐬면 기침이 발생하거나 기침이 심해지는 것이다. 날씨가 추워지면 기침을 하고, 더운 여름에도 에어컨이나 선풍기 바람에 접촉하면 기침을 한다. 가래는 희면서 거품이 있거나 잘 배출되지 않는다. 한수가 있으면 평소에도 추위를 싫어하고, 땀이 별로 없고, 뱃속은 찬 경향이다. 몸이 냉한 체질은 더운 체질보다 찬 기운이 침범하기 쉽고, 찬 기운이 폐를 쉽게 손상해 감기가 잘 걸린다.

찬 기운이 침입해 감기에 걸리면 매운맛으로 발산시켜 치료하는 것이 원칙이다. 그런데 발열이나 오한 같은 감기 증상이 없이 단지 기침만 할 때는 매운맛만 사용하면 안 되고 매운맛에 단맛을 섞어 치료해야 한다. 매운맛만 사용하면 폐를 건조하게 만들어 마른기침을 하거나 기침이 낫지 않기 때문이다. 매운맛에 단맛을 가미하면 발산작용을 완화하고 폐를 보호해 준다. 예를 들면 생강차를 먹을 때 설탕이나 꿀을 타서 먹는 방식이다. 단맛의 대추를 함께 끓여 먹어도 좋다.

필자는 생강을 갈아 1:1 비율로 흑설탕에 재어 놓았다가 끓인 물에 한 숟가락씩 타 먹는 방법을 권유한다. 찬바람을 맞아 기침하거나 콧물이 날 때 효과적이다. 몸이 냉한 사람이 평소에 먹으면 감기와 냉증을 예방하고, 여성의 냉성 생리통과 불임, 수족냉증에도 효과가 있다. 만약 냉증이 심한 사람이라면 마늘을 갈아 1:1 비율로 꿀에 재어 놓았다가 끓인 물에 한 숟가락씩 타 먹는 방법도 좋다.

매운맛이 순환제이다

먹은 양에 비해 육체적 활동량이 적으면 순환이 안 되어 노폐물이 생성된다. 기운이 순환되지 않으면 담음이 생성되고, 혈액이 순환되지 않으면 어혈이 생성된다. 이런 노폐물이 쌓이면 다양한 질병이 발생한다. 고지혈증, 동맥경화, 고혈압, 심장질환 같은 순환기 질환은 물론 심하면 중풍이 발생하거나 암과 같은 덩어리가 만들어질 수 있다.

매운맛의 발산작용은 활발한 움직임으로 퍼져나가는 것이다. 그 과정에 기운과 혈액을 빠르게 순환시키고, 체하거나 뭉친 것, 막힌 것을 뚫고 흩어뜨려 통하게 한다. 매운맛이 곧 순환제이며 노폐물을 제거하는 약이다. 매운맛을 적당히 먹으면 순환장애를 예방하고 치료할 수 있다.

자연에서 열기는 활발히 움직이며, 냉기는 움직임이 둔하다. 인체도 마찬가지다. 몸이 따뜻하면 순환이 활발하고 몸이 차가우면 순환이 둔해진다. 몸이 냉한 사람, 냉기를 만드는 생활을 하는 사람은 순환장애가 많다.

남녀를 비교하면 여성이 남성보다 순환장애가 많다. 그 이유는 다음과 같다.

첫째, 체질적 차이이다. 남성은 양기가 음기보다 강해 열기가 많고, 여성은 음기가 양기보다 강해 냉기가 많다. 냉기가 많은 여성은 남성보다 순환이 잘 안 된다.

둘째, 스트레스 해소의 차이이다. 정신적 스트레스는 감정의 변화를 일으켜 순환장애를 유발한다. 여러 감정 중에 근심 걱정, 슬픔, 공포심이 순환을 방해하고, 고민이 많거나 생각이 깊은 것도 순환을 막는다. 화를 내는 것은 가장 급격한 장애를 일으킨다. 현대사회는 정신노동이 과다하고 정신적 스트레스가 많으므로 스트레스가 쌓이지 않도록 잘 해소하는 것이 중요하다. 남성은 비교적 해소 방법이 다양하고 시간도 많지만 여성은 속으로 삭이는 일이 많고 해소 방법이 적으며 시간도 없다. 가정주부는 더하다. 이런 현상도 여성이 남성보다 순환장애가 많게 한다. (매운맛과 정신을 참고)

매운맛은 몸을 따뜻하게 하고 발산시켜 순환을 촉진한다. 매운맛으로 순환시킬 때 주의할 점이 두 가지 있다. 첫째, 매운맛은 혈관을 확장하니 적당히 먹으면 순환을 돕지만 지나치면 혈관이 과다하게 확장되고 순환이 급해져 출혈을 일으킬 수 있다. 평소에 출혈증이 있는 사람은 매운맛이 과다하지 않도록 주의해야 한다. 둘째, 자주 화를 내거나 짜증이 많으면 화가 있는 것이니 뜨거운 매운맛을 먹으면 화가 폭발할 수 있다. 그때는 쓴맛을 먹어 화를 가라앉히는 것이 좋다.

매운맛과 통증 해소

기운과 혈액의 순환에 장애가 발생하면 다양한 증상이 나타난다. 그중 근골격계에는 손발의 저림이나 떨림 그리고 여러 가지 통증이 나타난다. 아픈 통증도 순환이 막혀서 발생하는 것이다.

통증이 있으면 통하지 않는 것이고, 통하지 않으면 통증이 있다.

- 『동의보감』

관절통, 신경통 등의 통증도 순환이 막혀서 발생하니 매운맛을 먹어서 순환이 원활해지면 통증이 줄어든다. 한의학에서는 진통시킬 때 매운맛을 사용한다. 근래 미국에서는 고추, 겨자 등의 매운맛이 진통 효과가 있는 것을 발견하고 진통제로 개발하려고 하고 있다.

매운맛은 통증에 외용으로도 사용한다. 요즘의 파스는 크게 두 가지이다. 붙이면 후끈한 느낌을 주는 파스와 시원한 느낌을 주는 파스가 있다. 후끈하게 열을 내는 파스는 맵고 뜨거운 고추의 캡사이신이 주성분이고, 시원한 쿨파스는 맵고 서늘한 박하의 멘톨이 주성분이다. 뜨겁고 서늘한 차이가 있지만 모두 매운맛으로 순환시켜 진통시키는 것이다.

금방 다쳐서 붓고 열이 나면서 아프면 소염 진통작용이 있는 시원한 쿨 파스를 사용한다. 붓기와 열이 없이 오래된 만성 통증과 관절질환에는 따뜻하게 순환시키는 고춧가루 파스를 사용한다.

과거에는 마늘, 고추, 생강, 파, 겨자, 천초 등을 통증 부위에 붙이거나, 찜질 또는 목욕을 할 때 사용했다. 일본에서 유행했던 겨자뜸은 류머티즘, 신경통 등에 겨자를 물에 개어 바르는 치료법이다. 겨자의 맵고 뜨거운 성질이 혈액순환을 빠르게 하여 통증을 치료한다.

매운맛을 외용으로 사용할 때 주의할 점은 오래 붙이면 피부에 물집이 생기거나 붉어지고 가려울 수 있다는 것이다. 민감성 피부는 사용하지 않는 것이 좋다.

매운맛은 소화기를 따뜻하게 활성화해 소화를 돕는다

소화는 음식물을 아주 잘게 분해한 후 흡수하여 에너지로 변화시키는 작용이다. 입은 저작하고 침을 분비하여 분해를 시작하고, 위장을 비롯한 소화기는 소화액을 분비하여 음식물을 아주 잘게 녹여서 흡수하기 편리한 상태로 만든다.

위장의 소화 기능은 용광로가 쇠를 녹이는 작용에 비유된다. 용광로가 뜨겁게 가열되어야 쇳덩이를 녹일 수 있듯이 음식을 먹으면 위장은 뜨거워져야 음식물을 분해할 수 있다. 위장이 차가우면 분해 능력이 떨어져 소화력이 저하된다. 한의학에서 음식을 먹는 순서는 먼저 따뜻한 것을 먹고 나중에 차가운 것을 먹는 것이다. 먼저 따뜻한 것을 먹는 것은 위장을 데워 소화를 돕기 위함이다. 식사할 때 먼저 찬 것을 먹거나, 식사 중간이라도 찬 것을 많이 먹거나, 평소에 찬 것을 많이 먹어서 복부에 냉기가 있으면 위장이 식어서 소화가 잘 안 된다.

매운맛의 따뜻하고 발산하는 성미는 인체의 모든 생리 기능을 촉진한다. 소화 기능도 마찬가지이다. 식사할 때 매운맛을 먹으면 침샘과 위액을 비롯한 소화액의 분비를 촉진하고, 위장을 뜨겁게 만들어 소화가 잘되도록 돕는다. 고추, 생강, 마늘, 겨자, 양파, 후추 등의 매운맛이 모두 소화제로 작용한다. 단, 한번에 지나치게 많이 먹으면 대장 운동이 강하게 활성화되어 급하게 설사하면서 항문이 화끈거릴 수 있으니 주의해야 한다.

뱃속에 냉기가 있으면 평소에 소화 기능이 좋지 않다. 소화불량이 자주 발생하고 특히 찬 것을 먹으면 소화가 더 안 되며, 복통이 발생하고 심하면 대변이 물러지거나 설사를 한다. 이런 사람은 매운맛을 많이 먹어서 속을 따뜻하게 만들어야 한다. 뱃속이 냉한 사람에게 매운맛은 소화를 도우면서 냉기를 제거하는 훌륭한 약이 된다.

고추장의 소화 작용

매운맛은 소화를 돕지만 직접 위장을 보하는 작용이 없다. 소화제를 자주 먹는다고 위장이 튼튼해지지 않는 것과 같다. 직접 위장을 보하는 맛은 단맛이다. 위장이 허약하여 입맛이 없고 기운이 없으며 소화불량이 있으면 단맛으로 위장을 보하면서 매운맛으로 소화를 돕는 것이 치료법이다. 허약증이 심하면 단맛을 늘리고, 허약하지 않은데 소화불량이면 매운맛을 늘려 준다. 소화가 잘되면 배가 빨리 고파지므로 달고 매운 것은 입맛을 돋우는 작용도 있다.

매운맛과 단맛이 어울린 대표 음식은 고추장이다. 고추장은 매운 고춧가루에 쌀, 메주 가루, 엿기름 등의 단맛이 섞여 있다. 고추장은 소화를 도우면서 위장 기운을 보해 준다.

조선의 왕 중에서 영조는 고추장을 즐겨 먹었던 왕이다. 영조는 56세 때 질병으로 입맛을 잃어 생명이 위독한 상황이었는데 아들

사도세자가 구해 온 고추장을 먹고는 입맛을 되찾고 건강을 회복했다고 한다. 그 후 영조는 고추장을 즐겨 먹었다.

> 지금 나(영조)는 천초 같은 매운 것과 고추장을 좋아하게 되었다. 식성이 점점 어릴 때와 달라지니 이것도 소화 기능이 허약해져서 그런가?
>
> — 『승정원일기』

천초는 맵고, 고추장은 맵고 달다. 노년의 영조가 맵고 단 것을 좋아하게 된 것은 위장이 허약해지고 소화 불량하여 입맛을 잃었기 때문이다. 또 하나, 정신적 스트레스가 많으면 심기가 불편해지고 울체하기 쉬운데 그때 매운맛으로 심기의 울체를 풀어 주면 신경증이 해소된다. 왕은 스트레스가 많은 직업이다. 특히 영조는 신경이 예민한 편이었으며 아들 사도세자의 비극을 겪었다. 신경증과 소화 불량이 있는 영조에게 맵고 단 고추장은 곧 건강을 지켜 주는 음식이자 약의 역할을 했던 것이다.

고추장을 먹을 때는 스트레스가 강하면 매운맛을 더하고, 위장이 허약하고 기운이 없으면 단맛을 늘려 먹어야 효과가 크다.

양파즙의 효과

양파는 서양에서 들어온 것으로 파와 같은 향이 있다고 하여 '양파'라고 부른다. 성질은 따뜻하고 맛이 달고 매우며, 독이 없다. 단맛과 매운맛이 조화를 이룬 좋은 식품이다. 생것은 매운맛이 조금 강하고 열을 가하면 매운 향이 사라지면서 단맛이 더 강해진다.

양파는 뱃속을 따뜻하게 하면서 위액의 분비를 촉진하여 소화를 돕는다. 평소에 뱃속이 냉하면서 소화불량인 사람이 먹으면 좋다. 생양파를 먹으면 소화에 더 좋으나 생것은 매운맛이 강해 한 번에 많이 먹으면 속쓰림을 유발할 수 있으니 익혀서 자주 먹는 편이 좋다. 단맛이 함께 있어서 위장을 보해 주니 오래 먹어도 탈이 없다.

양파의 따뜻한 성질과 매운맛은 혈관을 확장하고 혈액순환을 촉진한다. 고대 이집트에서는 강장제로 사용되었는데 현재도 그렇다. 신장의 양기가 부족하여 정력이 저하되면 양파와 부추, 새우를 함께 요리하여 자주 먹으면 정력 회복에 도움이 된다. 요즘은 혈압과 콜레스테롤을 떨어뜨리고 동맥경화를 예방하는 효능으로 알려졌는데 맵고 따뜻한 성미의 순환 작용 때문이다. 혈전의 생성을 억제하고 중풍을 예방할 수 있다, 미약하나마 진통작용도 있다.

양파의 달고 매운맛은 호흡기 질환에도 사용할 수 있다. 감기 같은 외감성 질환의 초기에는 강한 발산작용이 필요하므로 매운맛이 비교적 약한 양파는 사용하지 않는다. 다만 감기가 오래 낫지 않거나 잦은 감기, 기침을 오래 할 때, 소아의 백일해 등에 꿀과 함께 달여 먹으면 효과가 있다. 찬바람을 쐬면 기침이 심해지는 증상에는 아주 효과적이다. 과거 영국에서는 역병을 막아 주는 수호신으로 불리기도 하였다.

양파의 효능은 마늘과 파에 비교되기도 하지만 따뜻한 열기는 마늘보다 약하고 발산해 땀을 내는 성질은 파보다 약하니 약용하기보다는 오래 먹을 수 있는 식품으로 생각해야 된다.

생양파는 매운맛이 강하고 따뜻하므로 몸이 냉한 사람에게 좋은 식품이다. 그러나 열이 많은 사람이 한 번에 많이 먹으면 열을 가중해 속쓰림을 유발할 수 있고, 오래 먹으면 열이 발생하여 시력을 해칠 수 있다. 고열이 발생한 질환을 앓은 후에는 먹지 않는 것이 좋다. 다만 매운맛과 열성이 강하지 않으므로 고추나 마늘처럼 성미가 강한 식품보다 부작용이 훨씬 덜하다.

양파를 달인 즙은 매운맛이 감소하고 단맛이 강해져 부작용도 생양파보다 덜하나 너무 오래 먹으면 역시 매운맛의 부작용이 나타날 수 있다. 솥뚜껑을 열고 달인 즙은 수증기와 함께 매운 향이 날아가 매운맛이 훨씬 덜해지고, 솥뚜껑을 닫고 달인 즙은 매운맛이 더 남는다. 몇 개월씩 오래 먹는 것은 좋지 않다.

위장이 차가운 사람, 위장이 뜨거운 사람

매운맛의 소화 작용을 이용할 때는 위장이 차가운가 뜨거운가를 아는 것이 중요하다. 평소 위장이 차가운 사람이 맵고 뜨거운 것으로 위장을 따뜻하게 도우면 소화를 돕고 몸을 따뜻하게 만든다. 반대로 위장이 뜨거운 사람이 맵고 뜨거운 것을 많이 먹으면 위장이 더 뜨거워져 위장병이 발생할 수 있다.

다음의 내용을 보고 본인의 상태를 파악해 보자.

〈위장이 뜨거운 사람〉

- 입맛이 좋아 많이 먹고 쉽게 소화시켜 자주 배가 고프다.
- 갈증이 있어 물을 많이 마시며, 평소 찬물과 찬 음식을 좋아한다.
- 입 냄새가 심하거나 입안이 자주 헌다.
- 소변색이 진하고 붉다.
- 얼굴이 붉은 편이고 얼굴에 열감을 자주 느낀다.
- 손발이 따뜻하다.
- 맵거나 뜨거운 것을 먹으면 속이 쓰리고 불편하다.
- 위장에 화가 많아지면 많이 먹지만 살이 찌지 않고 도리어 마를 수도 있다(식역증).

〈위장이 차가운 사람〉

- 따뜻한 음식을 좋아하고 배를 따뜻하게 눌러 주면 좋아한다.
- 찬 것이나 생것을 먹으면 배가 은은하게 아프고 심하면 극렬한 복통이 있다.
- 소화가 안 되고 배가 불러 오르는 느낌이 든다.
- 입맛이 없어 잘 먹지 않는다.
- 구토를 잘하고 심하면 물도 토한다.
- 설사를 자주 한다. 특히 찬 것을 먹으면 대변이 무르거나 설사를 한다.
- 손발이 차갑다.
- 맵거나 따뜻한 것을 먹으면 속이 편하고 소화가 잘된다.

매운맛이 지나치면 위장을 녹일 수 있다

매운맛을 먹으면 위장을 따뜻하게 활성화해 소화를 돕지만 지나치면 도리어 위장을 손상한다. 위장은 식후에 소화 작용이 원활할 정도로만 적당히 뜨거워야 하며, 위장의 온도가 너무 높아지면 안 된다. 용광로가 지나치게 가열되면 용광로 자체가 녹아 버리듯이 매운맛이 과다하면 위장이 너무 뜨거워져 위벽이 헐고 손상된다. 가벼우면 일시적인 속쓰림, 심하면 위장의 염증과 궤양으로 발전할 수 있다.

매운맛을 먹을 때는 식사 시에 다른 음식물과 함께 먹어야 하며 공복에 먹는 것은 좋지 않다. 매운맛은 위산의 분비를 촉진하는데 공복에 먹으면 위산이 다른 음식물과 섞여 희석되지 않으므로 위벽을 깎아내 염증을 일으킨다.

매운맛을 먹을 때 먹는 양은 소화를 돕는 정도로 조금 먹어야지 지나치게 과식하면 안 된다. 평소에 속이 자주 쓰린 사람, 매운 것을 먹으면 속이 쓰리거나 복통이 있는 사람, 위벽에 상처가 있는 위염 등이 있는 사람은 매운맛이 과하지 않도록 주의해야 하며, 매운맛을 먹을 때는 단맛을 함께 먹어 자극을 완화하는 것이 좋다.

매운맛은 생리 기능을 촉진하니 혈관을 확장하고 혈액순환을 빠르게 하여 순환시키는 작용도 강하다. 단 작용이 지나치면 출혈을 일으킬 수 있으니 주의해야 한다. 위장 출혈, 대장 출혈, 항문 출혈, 치질, 위궤양, 십이지장궤양, 대장이나 소장에 염증성 궤양 질환이 있는 사람은 매운맛을 금지하는 것이 좋다.

치질과 궤양성대장병에는 매운맛을 금지한다

항문에 오랜 염증이 있거나 항문 주위의 혈관이 약해진 사람은 조그만 자극이 가해져도 출혈이 발생하는 경우가 많다. 치질이 대표적인 질환이다. 치질 환자는 찬 것과 맵고 뜨거운 것 모두 조심해야 한다.

첫째, 찬 것을 먹으면 대변이 묽어지면서 대변을 보는 횟수가 늘어난다. 배변 시에는 항문에 압력이 가해지니 자주 대변을 보면 압력 때문에 항문 주위의 혈관이 터지기 쉽다.

둘째, 맵고 뜨거운 것은 몸을 뜨겁고 건조하게 만든다. 매운맛을 많이 먹으면 항문이 열을 받아 화끈거리는데 심하면 항문 출혈을 일으킨다.

특히 대장에 만성적인 염증이 있거나 궤양성대장병이 있으면 매운맛을 매우 주의해야 한다. 임상례가 있다.

만성적인 직장 염증으로 대장항문과에서 3년간 항생제로 치료 중이던 환자를 치료한 적이 있었다. 피와 고름이 섞인 농혈변이 있으면서 하복부와 항문 주위 통증으로 고생하던 환자였다. 환자에게 매운맛과 술은 염증을 일으키니 금지하라고 지도하고, 대장과 직장의 염증과 궤양을 치료하는 한약을 3개월 복용하게 하자 모든 증상이 호전되었다. 2년 정도 지난 후에 그 환자가 병이 재발하였다며 내원하였다. 경과를 들어 보니 그동안은 주의사항을 잘 지켜서 별 탈이 없었는데, 몇 주 전에 시골 친구 집에 놀러 갔다가 기분이 좋아서 숯불에 구운 고추장삼겹살에 소주 몇 잔을 마시고는 바로 다음 날부터 다시 배가 아프면서 농혈변이 나타났다고 했다. 이 환자가 병이 재발한 것은 그 전날 먹은 음식 때문이다. 숯불에 구운 고기는 매우 건조하고 뜨거워 먹으면 장을 건조하게 만들며, 고추장의 매운맛과 술은 뜨거운 성미가 혈관을 확장하고 염증을 일으켜 출혈을 유발한 것이다.

또 다른 예도 있다. 심한 대변 출혈로 고생하다가 한약으로 치료되었던 환자이다. 어느 날 집에서 키우던 고추가 너무 맛있어 보여 고추를 몇 개 따다가 고추장에 찍어 밥과 함께 먹었는데 바로 다음 날부터 대변출혈이 재발했다고 한다.

위에서 말한 두 환자 모두 매운맛이 대장의 혈관을 자극해 염증과 출혈이 발생한 것이다. 술과 매운맛을 함께 먹거나 고추를 고추장에 찍어 먹는 것은 장 건강에 매우 나쁜 행위이다. 이렇게 재발한 병은 금방 낫지 않고 오래 치료해야 한다. 무조건 예방이 최선인 것이다. 장이 나빠 출혈하는 사람은 단 한 번의 잘못된 식사로도 병이 재발할 수 있다는 점을 명심하자.

매운맛은 성욕을 부추긴다

성욕과 정력은 정비례하지 않는다. 성욕은 마음을 다스리는 심장이 움직인 것이고, 정력은 정精을 저장하는 신장의 능력이다. 심장이 움직여 성욕을 느끼면 직접적인 성행위가 없어도 정精이 빠져나가므로 욕정이 잦으면 정을 소비하여 정력이 약해진다. 가장 바람직한 것은 성욕이 적으면서 정력이 좋은 것이다. 성욕이 적으면 정을 아껴서 몸과 마음이 건강해지고, 정력이 좋으면 한 번 쓸 때 상대방을 충분히 만족시킬 수 있다. 성욕과 정력이 모두 왕성하면 정력가라고 하는데 바람둥이가 되어 비난 받을 가능성이 많고 잘못하면 성범죄를 저지를 수도 있다.

정력이 좋은 남자를 보통 양기가 좋다고 표현한다. 한의학의 강한 정력제는 대부분 맵고 뜨거워 신장의 양기를 강화하는 약들이다. 양기가 강화되면 혈액순환이 좋아지고 혈관이 확장되어 발기력이 높아진다. 마늘, 파, 부추는 과거부터 유명한 정력 강화 음식이다. 고추는 남미에서 남녀 간의 사랑의 묘약이라고 불리기도 하였다. 맵고 뜨거운 것이 성욕을 일으키면서 발기를 촉진한다는 의미이다. 소아, 청소년, 수험생, 정신을 집중해야 하는 사람들이 매운맛을 즐기면 안 된다. 맵고 뜨거운 정력제를 과용하면 건강에도 해롭다.

건조하고 매운 약은 양기를 일으켜 퍼뜨리나 반드시 음기를 소모한다.

— 『본경소증』

맵고 뜨거운 것들은 비록 양기를 보충하지만 건조하기 때문에 과용하면 반드시 음기(음액)를 소모한다. 특히 신장의 음액을 많이 소모해 신장이 나빠진다. 그래서 한의학에서는 양기를 보충하는 정력제에 신장의 음액을 보충하는 약을 함께 넣어 신장의 손상을 방지하고 있다. 만약 음액의 보충 없이 양기만을 과하게 보하면 부작용이 발생한다. 그 부작용은 다음과 같다. 이런 부작용은 비아그라 같은 발기촉진제를 많이 먹어도 발생한다.

첫째, 신장과 방광에 열이 쌓여 소변이 붉고 탁해지며 잘 나오지 않는다. 임질, 전립선 질환을 일으키기 쉽다.

둘째, 신장의 음액이 부족하면 목이 마르고, 눈이 어두우며, 귀가 먹거나, 허리가 아프고, 얼굴이 검어진다. 당뇨병을 일으키기 쉽다.

셋째, 심장이 허약해져 가슴이 두근거리고 잘 놀라며, 잠잘 때 꿈이 많고, 몽정도 한다. 혈액을 토하거나 대변출혈 같은 출혈증도 발생할 수 있다.

넷째, 몸이 마르고 허약해진다.

다섯째, 부모가 정력제를 많이 먹은 후 임신하거나 임신 중에 엄마가 맵고 뜨거운 것을 많이 먹으면 태어난 아이가 태열, 태독의 병을 앓을 수 있다. 대표 질환이 아토피이다. (매운맛과 태교를 참고)

나이가 들어 적취가 있는 것은 건조하고 뜨거운 것을 잘못 복용한 것이다.

— 『임증지남의안』

한의학의 적취는 현대의 암과 연결되는 무서운 질병이다. 노인이 되면 혈액이 부족해지는데 혈액이 부족한 데다 건조하고 뜨거운 것을 과다하게 먹으면 피가 더 마르고 뭉쳐서 적취가 될 수 있다. 노인뿐만 아니라 혈액이 부족한 사람은 맵고 뜨거운 것을 오랫동안 많이 먹으면 암이 될 수도 있는 것이다. 암환자가 늘어만 가는 시대에 반드시 생각해 봐야 할 문제이다.

매운맛은 건조하여 습기를 제거한다

매운맛의 특징은 마르고 건조한 것이다. 수분이 없이 바짝 마르면 매운맛이 강해지는 것을 보면 알 수 있다. 예를 들면, 생강을 껍질을 벗겨 강한 햇볕에 말리면 말린 생강인 건강이 되는데 건강은 매운맛이 생강보다 몇 배나 강해진다. 풋고추도 말리면 매운맛이 강해지며, 건조하고 따가운 가을 햇볕에 바짝 말린 태양초는 일반 고추보다 맵다.

매운맛은 건조하기 때문에 습기를 제거하는 데 중요하다. 예를 들어 방 안에 빗물이 들어와 습기와 물기가 많다고 가정해 보자. 먼저 창문을 열어 서늘한 바람으로 습기를 날리고, 제습기나 헤어드라이어의 더운 바람으로 습기를 말리며, 방에 불을 때서 강하게 습기를 말릴 것이다. 인체에 습기가 많을 때도 비슷한 원리로 치료하는데 모두 매운맛을 사용한다. 창문의 서늘한 바람은 박하나 승마 같은 맵고 서늘한 약, 더운 바람은 마황이나 계지 같은 맵고 따뜻한 약, 방에 불을 때는 것은 부자나 육계 같은 맵고 뜨거운 약이다.

쓴맛과 담담한 맛도 습기를 제거하는데 방 안에 물이 들어찼을 때 펌프로 물을 빼내는 것처럼 몸속에 고인 수분을 밑으로 내려보내는 작용이다. 쓴맛은 대변과 소변으로 수분을 내보내고 담담한 맛은 소변으로 수분을 내보낸다. 대변이 시원하지 않으면 쓴맛을 많이 쓰고 소변이 시원하지 않으면 담담한 맛을 많이 쓴다. 음식 중에서는 쓴맛과 담담한 맛이 함께 있는 채소가 불필요한 수분을 제거하는 데 효과적이다.

매운맛과 쓴맛, 담담한 맛을 비교하면 매운맛은 땀을 통해 수분을 밖으로 배출하거나 건조하는 작용이고, 쓴맛과 담담한 맛은 대소변을 통해 수분을 밑으로 빼내는 작용이다.

습기와 수분은 몸을 부드럽고 윤택하게 하지만 너무 많으면 질병을 일으킨다. 습기병의 특징은 무겁고 붓는 증상이다. 가볍고 뽀송뽀송한 스펀지가 물에 젖으면 무거워지며 축 늘어지는 것을 생각하면 된다. 이유 없이 몸이 무겁다고 느끼거나 잘 붓는 사람, 아침이면 붓고 일어나기 힘든 사람, 여기저기 관절이 붓고 아픈 사람, 물렁살에 비만한 사람은 습기가 많은 사람이다.

습기가 많을 때는 매운맛과 쓴맛, 담담한 맛을 적당히 사용해 제거한다. 부종이나 비만을 치료할 때는 보통 매운맛과 쓴맛, 담담한 맛을 함께 사용한다. 어떤 맛을 더 많이 사용하는가는 사람마다 다르니 증세와 체질, 부위 등을 참고한다.

매운맛이 지나치면 피부가 건조해진다

매운맛과 피부 건강은 밀접하다. 피부의 상태를 살펴서 매운맛을 조절해 먹어야 한다.

첫째, 매운맛은 발산작용이 있어 과식하면 땀을 많이 흘리므로 피부가 건조해진다. 열이 많거나 피부가 건조한 사람, 피부병이 아닌데 피부가 마르면서 가려운 사람은 매운맛을 줄여 먹어야 한다.

또 달고 차가운 과일을 많이 먹어 음액을 보충하면서 열을 식혀 주는 것이 좋다. 특히 노인은 나이가 들수록 음액, 혈액이 부족해지는 특성이 있다. 노인이 되면 피부가 건조해지고 가려움증이 많아지는 것은 그 때문이니 노인은 매운맛을 많이 먹거나 강제로 땀을 내면 좋지 않다.

둘째, 폐는 땀구멍을 열고 닫는 작용을 하는 한편 피부를 관리하는 장부이다. 폐에 윤기가 있으면 피부가 윤기 있고 촉촉하며, 폐가 건조해지면 피부도 건조해진다. 매운맛을 많이 먹으면 땀구멍이 열려서 땀을 많이 흘리면서 폐가 건조하고 허약해진다. 땀이 많고 피부가 건조한 사람, 건조한 곳에서 피부가 가렵거나 당기는 사람은 매운맛을 줄여야 한다.

셋째, 태어날 때부터 아토피가 있는 아이는 임신 전에 아버지가 정력제를 많이 먹었거나 어머니가 임신 전후에 맵고 뜨거운 음식이나 고기를 많이 먹어서 모체에 쌓인 열이 태아에게 전해졌기 때문이다. 성인 아토피 환자의 증가도 열성 음식을 많이 먹은 것 때문이다. 아토피 환자들은 쓰고 찬 성질의 채소를 많이 먹으면 열기를 식혀 주어 치료에 효과가 있다. 그러나 채소를 먹더라도 아주 맵게 양념하면 효과가 작다. 채소는 양념하지 않고 담담하게 먹어야 해열의 효과가 크다.

매운맛은 냉기를 녹여 윤택하게 한다

앞에서 매운맛은 건조하여 습기를 제거한다고 설명했는데 이번에는 매운맛이 건조함을 윤택하게 만드는 점을 설명하려고 한다. 사람들이 한의학을 어려워하는 것은 한의학의 근간인 음양론에는 결코 절대적인 것이 없기 때문이다. 깊은 생각이 없이 간편한 지식만 찾으려는 사람들에게 한의학은 어려운 학문이다. 옛날 서적에는 자세한 설명이 없으므로 더욱 그렇다. 그러나 생각을 깊이 하여 응용을 잘하는 사람들에게 한의학은 아주 과학적이다.

뜨거운 날씨에 비가 안 오고 건조할 때는 대기와 땅의 물이 부족해진다. 인체도 체내가 뜨겁고 건조하면 수분이 부족해진다. 매운맛을 많이 먹으면 인체가 뜨겁고 건조해져 체내에 습기가 없어지고 수분이 줄어든다.

이와 반대로 매우 추워서 물이 얼어 버려도 수분이 증발하지 않아 대기와 땅이 건조해진다. 얼음이 얼어 습기가 퍼지지 않을 때 열기로 얼음을 녹이면 물이 흐르고 습기가 퍼진다. 인체도 체내에 냉기가 아주 강하여 얼음처럼 단단해지면 습기가 퍼지지 않아 건조해진다. 그때 매운맛을 먹으면 냉기가 녹아서 습기가 퍼지고 건조함이 윤택해진다.

평소에 피부가 건조한 사람은 진액이 부족한 사람이니 건조한 매운맛을 많이 먹으면 안 된다. 그러나 피부가 건조하더라도 심한 냉증을 갖고 있다면 그 건조함은 냉기로 인해 수분이 퍼지지 않아서 발생한 것이니 매운맛으로 냉기를 녹이고 냉증을 제거해야 피부가 윤택해진다.

매운맛을 사용하는 것은 같은데 처한 상황에 따라 매운맛이 건조하게 만들기도 하도 윤택하게 만들기도 하는 융통성이 바로 한의학의 매력이다. 서양의학은 융통성이 전혀 없이 획일적이라 개별적인 변화에 대처하기 힘들다.

또 인체 내에서 어느 한곳에 수액이 정체되어 있다고 가정해 보자. 수액이 정체된 곳은 물이 너무 많아 부종이 발생하고, 다른 곳은 물이 줄어들어 건조할 수 있다. 그때는 정체된 수액을 운행시켜 정상적으로 순환하도록 만들어 주면 부종이 제거되고 건조함이 윤택해진다. 그 수액의 정체를 풀어 주는 첫 번째가 바로 매운맛이다. (담담한 맛도 수분을 운행한다. '담담한 맛'을 참고)

냉기병은 매운맛으로 따뜻하게 한다

한의학에는 '두무냉통頭無冷痛 복무열통腹無熱痛'이란 격언이 있다. 머리는 뜨거운 부위니 차갑게 하면 병이 없고, 복부는 차가운 부위니 따뜻하게 하면 병이 없다는 의미이다. 그래서 머리는 항상 차가워야 하고, 뱃속은 항상 따뜻해야 건강하다.

현대는 냉장고와 에어컨으로 인한 냉기병이 많은 시대이다. 인체의 내부는 냉장고의 찬 음식이 더 문제이고, 외부는 에어컨의 냉기가 더 문제이다. 그래서 냉기를 제거하는 건강법이 인기가 있다. 가장 중요한 치료법은 원인을 제거하는 것이니 냉장고와 에어컨을 멀리하여 냉기가 생기지 않도록 하는 것이다. 다만 이미 생겨 있는 냉기는 제거해 주어야 한다.

체내의 냉기를 없애는 데 사용되는 기미는 맵고 따뜻한 것이다. 매운맛이 강하고 뜨거울수록 효과가 크다. 음식 중에는 생강·마늘·

고추·후추·겨자 같은 매운 양념과, 파·부추·달래 같은 채소가 있다. 그런데 비슷한 성미라도 작용하는 부위가 조금씩 다르다는 점을 알아야 한다.

대부분의 매운맛은 인체 중간의 비위부터 상부의 폐와 심장에 작용한다. 열기는 상승하기 때문이다. 향이 진할수록 상부로 퍼져나가는 힘이 강하다는 점도 참고한다.

- 파 : 가장 윗부분에 작용한다. 주로 폐에 작용한다.
- 고추, 후추, 겨자 : 위장부터 그 위쪽의 심장과 폐에 작용한다.
- 생강 : 위장과 약간 그 아래쪽까지 작용한다.
- 마늘, 부추, 쑥 : 위장부터 아랫배의 장기에 작용한다.

인체의 상부를 따뜻하게 할 때는 파, 고추, 후추, 겨자를 쓰고, 하부를 따뜻하게 할 때는 마늘, 부추, 쑥을 쓰는 것이 좋다. 생강은 중간에서 상하로 고루 작용한다.

〈맵고 뜨거운 냉기 제거 음식을 먹는 기준〉

1. 몸이 좋아지면 욕심을 부리지 말고 그만 먹어야 한다. 오랫동안 많이 먹으면 화가 쌓여서 부작용을 일으키니 주의한다.
2. 먹는 도중에 얼굴에 열이 오르는 느낌이 심하거나, 두통, 소변이 붉어지는 것, 목이 마르고 갈증이 심해지면 바로 그만 먹는다.
3. 추운 겨울에는 외부의 찬 공기의 냉기를 이겨낼 정도로만 먹는다. 땀을 많이 흘릴 정도로 먹으면 음액이 부족해진다.

4. 더운 여름에는 찬 음식을 많이 먹어서 뱃속에 냉기가 쌓이기 쉽
   다. 가끔 맵고 뜨거운 음식을 먹어 냉기를 제거한다. 단, 너무 자
   주 먹으면 열이 발생하니 주의한다.

매운맛은 차갑고 습한 병증을 치료한다

전기와 전기제품은 현대문명의 총아이다. 전기제품이 없던 과거에
냉기병은 계절병에 가까웠다. 과거에는 추운 겨울에 찬바람을 맞거
나 더운 여름에 서늘한 계곡이나 그늘진 곳에서 오래 쉴 때 외부의
냉기가 인체에 침입하여 발생한 외감성 냉기병이 많았다. 얼음이나
차가운 물, 차가운 술이나 차, 차가운 과일 등 찬 성질의 먹거리로
인한 내상성 냉기병도 있었지만 냉장고가 없었기에 많지는 않았다.
　현대는 냉장고와 에어컨의 영향으로 냉기병이 폭증하고 있다. 이
중에 영향력이 더 큰 것은 냉장고이다. 에어컨은 여름에만 사용하
나 냉장고는 사시사철 사용하기 때문이다. 냉장고로 인한 냉기병이
계절과 상관없이 사철 발생하고 있다. 냉기병의 증상을 한 문장으
로 간단하게 정리하면 다음과 같다.

　　찬 기운에 감촉하여 병이 되면 가벼우면 기침이 되고, 심하면 설사
　　와 통증이 된다.

　　　　　　　　　　　　　　　　　　　　　　　　　　　　 - 『황제내경』

냉기가 호흡기를 침범하면 기침이 되고, 소화기를 침범하면 설사

를 하고, 경락을 침범하면 통증을 일으킨다. 이것은 냉기에 관한 것이다.

　냉장고의 가장 큰 문제점은 냉기와 함께 습기를 동반한다는 점이다. 물, 음료수, 우유, 맥주, 막걸리를 비롯해 과일처럼 수분이 많은 음식을 냉장고에서 꺼내 차가운 채로 바로 먹는다. 얼음과 아이스크림은 한습이 가장 강한 음식인데 여름뿐만 아니라 겨울에도 먹고 있다. 냉장고로 인한 한습병은 매우 많고 심각하다. 한습寒濕의 병은 한증과 습증이 함께 있는 것이다. 기침과 설사는 앞에서 설명했으니 한습으로 인한 통증에 대해 살펴보자.

　한기寒氣의 성질은 당기고 뭉치는 것이니 한기로 인한 통증은 통증 부위가 당기면서 아프고 오그라드는 느낌이 드는 것이다. 예를 들면 허리디스크 환자가 다리가 당기면서 아프다면 그것은 한기로 인해 발생한 것이니 한기를 치료하면 낫는다. 한기가 있을 때 소변은 색이 맑으면서 자주 본다.

　습기의 특징은 무겁고 중탁한 것이니 습기로 인한 통증은 몸이 무겁게 느껴지고 힘이 없으면서 잘 붓고 아픈 것이다. 예를 들면 허리디스크 환자가 다리가 무겁고 무력하며 잘 붓고 아픈 것은 습기로 인한 것이니 습기를 치료하면 낫는다. 습기가 많을 때 소변은 색이 약간 진하면서 시원하게 보지 못한다.

　한기와 습기가 합해진 한습의 통증은 두 기운의 특징을 모두 나타낸다. 단 어느 기운이 더 강하냐에 따라 약간 다르다. 한기가 더 많으면 한증이 더 많고 습기가 더 많으면 습증이 더 많다. 한습으로 인한 통증의 치료법은 맵고 따뜻한 것으로 한기와 습기를 함께 제거하는 것이다.

매운맛과 계절 건강

매운맛은 뜨겁고 건조한 맛이다. 따라서 추운 계절, 습한 계절에 맞고, 더운 계절, 건조한 계절에는 맞지 않는다.

겨울 추위는 매운맛의 열기로 몸을 따뜻하게 만들어 이겨내는 것이 원칙이다. 단, 주의할 점이 있다.

첫째, 매운맛을 많이 먹으면 땀이 흐르는데, 땀이 나갈 때는 양기가 함께 나간다. 땀을 많이 흘리면 양기가 허약해져 추위에 대항하기 힘들다. 따라서 겨울철의 매운맛은 몸에 열기를 더하면서도 땀을 많이 흘리지 않을 정도로 먹어야 한다. 또 땀을 많이 내는 고추보다 뜨거우면서도 땀을 많이 내지 않는 마늘, 생강을 먹는 것이 더 좋다. 마늘을 자주 먹을 때는 자극이 강한 생마늘보다 굽거나 익혀서 매운 향과 매운맛을 줄여 먹어야 한다.

둘째, 『동의보감』에 '8, 9월에 생강을 많이 먹으면 이듬해 봄에 눈병을 앓고 수명이 짧아지며 근력이 약화된다'고 하였다. 음력 8, 9월은 가을철이다. 가을에 생강을 많이 먹었을 때 이듬해 봄에 눈병을 앓는 이유는 무엇인가? 가을에 생강을 많이 먹어서 몸속에 열기가 쌓이면 겨울 추위를 이겨내는 데는 좋지만 따뜻한 봄이 되어 양기가 상승할 때가 되면 속의 열기가 따라 올라가 시력을 해치기 때문이다. 생강 외에도 마늘, 고추 등 모든 매운맛을 과식해도 그렇다. 그래서 겨울에는 매운맛을 먹어야 하지만 뱃속의 열기가 너무 과하지 않도록 시원한 동치미를 같이 먹는 것이다. 겨울의 시원한 동치미는 봄철에 유행하는 눈병과 피부병의 예방약이 된다.

가을 날씨는 건조하다. 건조한 가을에 매운맛을 많이 먹으면 건조함에 열기를 더하는 것이니 폐와 기관지, 피부가 윤택을 잃고 건조해지기 쉽다. 그러면 폐가 허약해지므로 마른기침을 하거나 감기에 잘 걸리고 피부가 건조해진다. 가을에는 매운맛을 줄이고 수렴하는 신맛을 먹는 것이 좋다.

여름은 무더위에 땀을 많이 흘리는 계절이니 시원한 것을 먹어서 열을 식히며 땀을 내는 매운맛을 줄이고 수렴하는 신맛을 먹는 것이 좋다. 그런데 무더위에 찬 것을 너무 많이 먹으면 뱃속에 냉기가 쌓이므로 가끔 뜨거운 것을 먹어서 냉기를 제거해야 한다. 초복, 중복, 말복의 삼복에 삼계탕을 먹는 전통은 여름철에 찬 것을 많이 먹어 발생한 냉기를 제거하면서 무더위에 지친 기운을 돋우려는 선조들의 지혜에서 탄생했다. 삼계탕은 닭의 뱃속에 매운 마늘과 생강을 넣은 후 단맛의 인삼 황기와 함께 끓인 것이다. 그러나 너무 자주 먹으면 속에 열이 쌓이니 주의한다.

매운맛이 과다했을 때의 부작용

매운맛의 열기는 강하게 상승한다

매운맛과 술은 공통점이 있다. 뜨거운 열기로 상승하는 힘이 강하다는 것이다. 먹었을 때 얼굴에 열이 오르며 붉어지는 것을 보면 알수 있다. 위장에 들어가면 먼저 위장을 뜨겁게 만들고, 그 열기는 상승하여 심장과 폐, 목구멍을 지나 얼굴과 머리 꼭대기까지 올라간다. 매운맛과 술의 열기는 적당히 먹으면 양기를 보충하지만 과하게 먹거나 오래 먹으면 화기로 변해 질병을 일으킨다. (126쪽 '매운맛과 술의 작용은 비슷하다'를 참고)

> 술이나 맵고 뜨거운 것처럼 양陽의 음식은 반드시 머리와 얼굴로 상승한다.
>
> —『외경』

화기가 상승하면 심장, 폐의 장부와 머리, 얼굴, 눈, 코, 입, 목구명 등 인체의 상부 기관에 화의 병증을 일으킨다. 현대인들은 술과 매운맛을 즐겨 먹기 때문에 이들 부위에 질병이 많다. 질병의 원인을 알면 자연히 치료법과 예방법도 알 수 있다.

매운맛과 열성두통

추운 겨울에 사람들은 모든 부위를 따뜻하게 감싸 동상을 예방한다. 그러나 머리와 얼굴은 특별히 감싸지 않는데도 동상에 잘 걸리지 않는다. 겨울에 모자를 쓰는 것은 두피와 얼굴을 보호하려는 것이 아니라 온도가 낮아 동상이 잘 걸리는 귀를 보호하려는 것이다. 귀보호개를 하면 굳이 모자를 쓸 필요가 없다. 이처럼 머리와 얼굴이 추위를 이겨낼 수 있는 것은 머리와 얼굴은 인체의 모든 따뜻한 맥이 모이는 곳이라서 항상 열기가 있기 때문이다.

한의학에는 '두무냉통頭無冷痛'이란 말이 있다. 머리는 차가우면 통증이 없다는 의미이니 곧 머리는 뜨거우면 통증이 발생한다는 말이다. 실제로 두통 전체에서 열기로 인한 열성두통이 90% 이상을 차지하며 냉기로 인한 냉성 두통은 아주 적다.

열성두통의 특징은 더운 곳에 가거나 몸이 더워지면 두통이 발생하고 열기가 심할수록 두통이 심해지는 것이다. 두통이 멈추었다가도 따뜻한 곳에 가면 다시 발생하고, 찬바람을 쐬면 두통이 감소하니 평소에 찬바람 쐬기를 좋아한다. 신경을 많이 쓰면 발생하는 신경성 두통, 정신적 스트레스를 받으면 발생하는 스트레스성 두통, 정신을 집중해 일하면 발생하는 두통도 모두 열성두통이다.

열성두통이 잣은 사람은 평소에 열이 발생히지 않도록 생활해야 두통을 예방할 수 있다. 음식에서는 매운맛의 열기가 상승하면 머리가 뜨거워져 두통을 유발할 수 있다. 열이 많고 두통이 잦은 사람, 정신적 스트레스의 화가 많은 사람, 평소 신경을 많이 쓰거나 신경만 쓰면 머리가 아픈 사람은 매운맛을 피해야 하고 평소 쓴맛을 먹어서 열기를 가라앉혀야 한다. 또 찬바람을 쐬거나 머리나 이마를 차가운 물수건으로 식혀 주는 것이 좋다.

매운맛과 눈 건강

눈으로 보는 것은 양초의 불빛에 비유된다. 양초의 몸통은 인체의 혈액이고 심지의 불은 인체의 양기와 같다. 양기가 약하면 불빛이 어둡고, 불빛이 너무 강하면 몸통이 빨리 녹듯이 혈액이 빨리 없어진다. 오래 보거나 집중해 보는 것은 모두 혈액을 소모하고 시력을 해친다. 특히 스마트폰 같은 작은 화면에 집중하며 오래 보는 것이 가장 나쁘다.

> 겨자를 오래 먹으면 따뜻함이 쌓여 열을 이루며, 매운맛으로 흩는 것이 너무 왕성하여 진원眞元을 소모한다. 별록에는 눈과 귀를 밝게 한다고 하였는데 대개 잠시 동안의 상쾌함이요 쌓여서 오래되면 해로운 것을 모르는 것이다.
>
> — 『본초강목』

양기가 부족한 사람이 겨자처럼 맵고 뜨거운 것을 먹으면 양기를 일으켜 일시적으로 시력이 좋아질 수 있다. 그러나 오래 먹으면 혈액을 소모해 결국 시력을 해친다.

영화 『서편제』에는 여주인공에게 부자附子를 계속 먹여서 맹인으로 만든다는 내용이 나온다. 드라마 『허준』에서는 병을 치료하기 위해 부자를 먹은 촌부의 어머니가 병이 나은 후에도 욕심을 부려 계속 부자를 먹은 결과 눈이 멀고 말았다는 내용이 나온다. 부자는 맵고 크게 뜨거운 성미이니 양기보충제로 잠시만 사용하는 약이다. 그러나 많이 먹으면 화기가 왕성해져 피가 줄어들고 시력을 크게 해친다.

부자만큼 강하지는 않지만 맵고 뜨거운 성미의 음식들도 과다하게 먹으면 시력을 해친다. 생강, 후추, 겨자, 산초, 양파 모두 시력을 해칠 수 있다. 한의학에서 가장 경계한 것은 마늘이다. 『본초강목』에는 '마늘의 매운맛은 기를 흩어뜨리고 뜨거운 성질은 화를 돕는다. 오래 먹으면 간을 손상하고 시력을 해친다. 북방인은 마늘을 즐겨 먹어 눈의 손상이 많다'고 하였다. 그런데 고추는 마늘보다도 화기가 훨씬 강한 식품이면서 한국인들이 거의 매일 즐겨 먹는 음식 재료이다. 눈의 건강을 유지하려면 고추를 조심해야 한다.

백내장 수술은 한국에서 가장 많이 시행되는 수술이며, 녹내장, 안압 상승으로 인한 시력 저하, 검은 눈동자가 커지면서 시력을 잃어 가는 것, 충혈된 붉은 눈, 안구건조증, 망막분리증, 비문증 같은 눈 질환도 크게 증가하고 있다. 원인은 다양하나 화가 많아지는 것도 중요한 원인이다. 먼저 눈을 혹사하지 않아야 하며 맵고 뜨거운 음식과 술을 멀리하는 것이 중요하다.

편도가 잘 붓는 사람은 매운맛을 멀리해야 한다

목젖과 인후가 있는 앞목은 심장에서 상승하는 화기가 잘 드러나는 화기의 발현처이다. 화가 많은 사람은 앞목에 질병이 많다. 몇 가지 예를 들어 보자.

정신적 스트레스가 많은 사람은 목구멍에 무엇인가 걸려 있는 느낌 때문에 불편한 증상인 매핵기가 발생하는데 특히 예민한 사람들에게 많다. 갑상선 종양은 남성보다 여성에게 압도적으로 많은데 여성은 남성보다 스트레스의 화를 풀지 못해 가슴에 화가 많이 쌓이기 때문이다. 육체적 피로가 쌓여 허열이 발생하면 염증이 없는데도 목구멍이 따끔거리거나 붓고 아프다. 화가 많은 사람은 인후염, 편도선염이 자주 발생하며, 항상 편도가 부어 있어 불편하다는 사람도 있다. 목젖이 유난히 많이 튀어나온 남자는 폭급한 성격이 있어 한 번 화를 내면 광분하듯 무섭게 화를 내는 특성이 있다. 갑자기 열 받는 일을 당하면 목구멍이 마르고 찬물이 당긴다. 이런 예들은 모두 앞목이 화와 관련이 있다는 것을 나타낸다.

『동의보감』에는 인후에 창瘡이 생겼을 때 생강 같은 매운맛을 금지하였다. 인후의 창은 목구멍의 심한 염증 때문에 발생하는데 염증은 화기 때문에 발생하니 매운맛을 금지한 것이다. 목의 염증 외에도 위의 모든 증상에는 평소에 매운맛을 적에 먹어 화를 줄여야 하며, 화를 억누르는 쓴맛을 많이 먹어야 한다.

과거에 편도가 부어 1개월간 양약을 먹다가 한의원에 온 환자가 있었다. 한의학에는 쓴맛으로 화를 억누르고 음액을 보해 주는 청화보음탕이란 좋은 처방이 있다. 그 환자에게 청화보음탕을 가미해 5일분을 주었는데 5일 후에 환자가 다시 찾아왔다. 양약으로 1개월간 낫지 않던 것이 5일 만에 나았다면서 고맙다고 선물을 들고 온 것이었다. 목이 부어 가라앉지 않을 때는 쓴맛이 효과가 있다. 단방으로는 꽈리를 달여 먹어도 효과가 큰데 꽈리도 역시 쓴맛이다.

(몸이 냉한) 소음인도 마늘을 오래 먹으면 탈모가 생긴다

어느 날 한 아주머니로부터 전화 상담을 받았다. 아주머니는 자기 체질이 소음인이고 평소 아랫배가 차갑다고 말한 후 어떤 한의사로부터 소음인에게 마늘이 좋다는 말을 듣고 생마늘을 매일 하루에 8~9쪽씩 먹었다고 하였다. 처음 9일 정도는 소화가 잘되고 몸이 따뜻해지며 기운이 나는 느낌이 들었는데, 3주 정도 지나자 머리카락이 조금씩 빠지기 시작하였다. 아주머니는 그것이 마늘 때문이라고 생각하지 못했고 계속 마늘을 먹었는데, 2개월 정도 지나자 머리카락이 뭉텅이로 쑥쑥 빠졌다. 그때야 심각성을 알아차리고 여기저기 문의하던 중 나에게 전화 상담을 한 것이다. 소음인에 아랫배가 차갑다는 이 아주머니의 급성 탈모는 마늘 섭취와 관련이 있을까, 없을까?

『동의보감』에 '마늘을 오래 먹으면 간과 눈을 손상하고 머리카락을 빨리 희어지게 한다'고 하였다. 마늘은 맵고 뜨거워 냉기와 한습을 제거하는 효과가 크지만 오래 먹으면 화를 일으켜 혈액을 마르게 한다. 혈액이 줄어들면 두피에도 영양 공급이 적어지니 머리카락이 희어지고 탈모가 될 수 있다. 이 아주머니는 오랫동안 많이 먹은 생마늘의 화기가 탈모의 원인이었던 것이다.

필자가 이 아주머니에게 내려준 처방은 간단하다. 당장 마늘을 금지하고 푸른 녹두와 검정콩을 삶아 그 물을 계속 마시라고 하였다. 푸른 녹두와 검정콩은 열독을 해독하면서 혈액을 보충하는 작용이 뛰어나다. 녹두는 껍질은 차갑고 알맹이는 평이하니 푸른 껍질을 제거한 흰 알맹이만 먹는 것은 열독을 해독할 수 없다. 반드시 푸른 껍질이 있는 녹두라야 열독을 해독할 수 있다. 한 달 정도 후에 그 아주머니에게서 머리카락이 원래대로 회복되었다며 고맙다는 전화를 받았다.

몸이 냉한 소음인도 마늘을 오래 먹으면 부작용을 일으킨다. 비록 체질에 맞는 식품이라도 성미가 강한 것을 오래 먹으면 부작용이 발생할 수 있다는 점을 명심하자. 언제나 몸에 맞는 식품은 별로 없다.

밤에 매운맛을 먹으면 숙면을 방해한다

한의학 양생법의 핵심은 자연계의 음양 변화에 잘 적응하며 살아가는 것이다. 하루 중의 음양 변화는 해와 달의 움직임에 따라 나타난다. 아침에는 해의 양기가 떠오르니 사람은 활동을 시작해야 한다. 양기를 도우려면 따뜻한 음식을 먹고 또 많이 활동해야 하니 음식도 많이 먹는 것이 좋다. 저녁에는 해가 지고 달의 음기가 생겨나니 사람은 활동을 줄이고 휴식해야 한다. 음기를 도우려면 서늘한 음식을 먹고 또 활동을 적게 하니 조금 먹는 것이 좋다.

만약 밤에 양기를 발생하는 음식을 먹는다면 수면에는 어떤 영향을 줄까? 사람은 기본적으로 몸이나 정신이 뜨거우면 잠을 잘 자지 못한다. 열 받은 사람은 쉽게 잠들 수 없고 잠들더라도 숙면하지 못한다. 『수진비결』에는 '밤에 매운 음식을 먹으면 사람에게 해롭다'고 하였고, 『금궤요략』에는 '밤에 먹는 모든 생강, 마늘, 파 등은 사람의 심장을 손상한다'고 하였다. 활동을 줄이고 휴식해야 하는 밤에 양기를 돕는 매운맛을 먹으면 열이 발생하여 심장과 뇌를 자극하므로 조용한 휴식과 숙면을 방해한다. 편안하고 깊은 잠을 자려면 밤에 매운맛 먹는 것을 피해야 한다.

밤에 매운맛을 먹는 것이 나쁜 이유는 또 있다. 매운맛을 과식하면 땀을 흘리게 되는데 땀을 흘리면 기운과 혈액이 빠져나가 부족해진다. 밤에 모은 기운은 다음날 활동하는 힘의 바탕이 되는 것인데 밤에 땀을 많이 흘리면 다음 날 아침에 사용할 기운이 부족해져 몸이 무겁고 피로하며 개운하지 않게 된다.

밤에 과식하는 것도 숙면을 방해한다. 밤에 과식하면 소화를 위해 소화기가 활발히 움직이면서 열이 발생하고 또 과다한 열량을 흡수하면 역시 열이 발생하니 열이 가중되어 숙면을 방해한다. 밤에 숙면하려면 과식하지 않는 것과 매운맛을 먹지 않는 것이 필수이다.

배가 불러야 잠이 온다고 배를 채우고 자는 사람, 술을 먹어야 잠이 온다고 밤마다 술을 먹는 사람은 습관을 바꿔야 한다. 포식하거나 만취하여 잠자면 숙면하기 힘들고 다음 날 아침에 일어날 때도 개운하지 않으며 건강에도 매우 해롭다. 1~2개월 고생해야 습관을 바꿀 수 있다.

낮에는 활동을 많이 하고 밤에는 편안하게 휴식하고 숙면하는 것이 자연의 기운에 순응하는 좋은 생활이다. 음식도 여기에 맞추어서 먹어야 한다. 이것을 어기면 몸에 무리를 주고 기운의 소모가 심해진다.

매운맛과 태교

건강한 아이를 낳아 튼튼하게 기르는 것은 모든 부모가 원하는 바이다. 그것은 고대인들도 마찬가지였으니 고대부터 발전해온 한의학의 태교는 이론과 내용이 매우 뛰어나다. 태어난 아이가 건강하려면 임신 전, 임신 중, 출산 후의 3단계가 모두 중요하다.

첫째, 임신 전에는 부모가 건강관리를 통해 건강한 유전자를 유지하고, 가장 적당한 시기를 선택해 임신해야 한다.

둘째, 임신 중에는 아빠 엄마가 함께 노력하여 엄마 뱃속의 태아를 잘 관리하며 태교에 힘써야 한다.

샛째, 출산 후에는 수유 관리, 수유기 후의 이유식과 식사 관리, 그리고 생활 관리를 잘해야 아이가 건강할 수 있다.

그런 관리법 중에 매운맛과 관련된 내용도 중요하다. 매운맛은 성미가 강해 건강에 미치는 작용이 크기 때문이다.

1. 임신 전에 부모가 정력에 좋다는 것을 너무 많이 먹으면 안 된다. 정력제는 맵고 뜨거운 성질로 양기를 보하는 것들이다. 부모가 정력제를 많이 먹으면 정자와 난자에 열기가 전해지고 임신을 하면 수정란에 열기가 전해진다. 그러면 태아에게 열이 쌓여 태독이 되니 출산 후에 아이가 피부병을 앓거나 신장이 허약하거나 임질(소변이 잘 안 나오는 병)을 앓을 수 있다.

2. 수정란이 자궁에 튼튼하게 착상하지 못해 발생하는 자연유산은 임신 초기인 1~3개월에 가장 많이 발생한다. 임신 1~3개월에 임신부가 맵고 뜨거운 것을 많이 먹으면 매운맛의 발산작용 때문에 착상이 불안해져 유산하기 쉽다. 자연유산의 경력이 있거나 습관성유산, 조산 경력이 있는 임신부는 임신 초기에 매운맛을 주의해야 한다. 또 임신 초기가 아니더라도 임신부는 항상 매운맛을 적게 먹는 것이 좋다. 한의학에서는 임신 기간에 마늘, 생강, 고추, 산초, 후추, 건강, 계피 같은 강한 매운맛을 피하라고 하였다. 매운맛을 많이 먹어 엄마 몸속에 열이 쌓이면 태아가 태열, 태독을 일으키기 때문이다.

3. 산모의 몸 상태는 젖에 그대로 반영된다. 수유기에 엄마가 매운맛이나 술을 많이 먹으면 몸에 열이 발생하며 젖도 뜨거워진다. 엄마의 뜨거운 젖을 먹은 아이는 열이 발생해 젖을 잘 토하고, 얼굴이 누렇게 변하며, 잘 먹지 못한다. 심하면 경기를 하거나 피부병을 앓을 수도 있다. 더 심한 경우 가슴이 솟고 등이 굽는 병에 걸릴 수도 있다.

매운맛과 정신

매운맛의 열기와 자극성은 나태하고 늘어진 것을 움직이고 흥분하게 한다. 비만하고 게으른 사람, 무사태평하고 안일한 성격, 일에 추진력이 없는 사람, 지나치게 신중해 움직임이 느린 사람, 몹시 내성적이고 활동력이 없는 사람, 축 처지고 늘어져 삶의 의욕이 없어 보이는 사람은 매운맛을 먹어서 정신을 각성시키고 의욕을 불러일으켜야 한다.

이에 반해 잠시도 쉬지 않고 활동하는 사람, 성급하고 흥분을 잘하는 사람, 급하게 저지르고 후회하는 성격, 일을 벌이기만 하고 매듭짓지 못하는 사람, 일의 추진력은 좋으나 결과가 좋지 않은 사람, 생각 없이 말을 내뱉는 사람, 화를 잘 내는 사람은 매운맛을 줄여야 한다.

매운맛은 건조하고 날카로운 맛이다. 감정이 메마르고 건조한 사람은 매운맛을 줄이고 수렴하는 신맛을 늘려야 한다. 또 모난 성격, 몹시 예민하고 날카로운 성격, 맺고 끊는 것이 너무 칼 같아 모질게 보이는 성격은 매운맛을 줄이고 단맛으로 완화하고 조화해야 한다.

매운 것을 먹고 땀을 흘리면 스트레스가 풀어진다

매운맛의 발산작용은 마음에도 똑같이 작용한다. 마음에 억눌리고 쌓인 것이 많을 때 매운맛을 먹으면 발산되어 풀어진다. 정신적 스트레스가 많을 때, 억울한 일을 당했을 때, 갑질에 억눌린 을의 입장일 때, 근심 걱정이 많아 울적하고 답답한 마음일 때 매운맛을 먹고 땀을 확 흘리고 나면 뭉친 것이 풀어져 속이 후련해진다. 불경기로 힘들 때 유난히 매운 음식이 잘 팔리는 것도 그런 이유이다. 서양의학에서는 고추의 캡사이신이 쾌감을 주는 엔돌핀을 분비시켜 스트레스를 억제한다고 한다. 그러나 캡사이신이 없는 매운맛의 식품 즉 향기가 강한 향신료나 파 같은 것들도 스트레스를 풀어 준다. 단지 고추가 발한작용이 더 강할 뿐이다.

남자들이 친구들과 술 먹고 떠들며 대화하는 것으로 스트레스를 푸는 것도 비슷한 효과가 있다. 여자들은 그런 기회가 적기 때문에 남자들보다 순환장애를 비롯해 정신적 화병, 갑상선 질환이 훨씬 더 많다.

술 먹고 떠들며 풀지 못할 때는 다른 발산 방법을 찾아야 한다. 필자가 권하는 방법은 매운 것을 먹고 땀을 많이 내는 것과 노래방에서 목청껏 큰소리로 노래 부르며 발산하는 것이다. 매운 음식을 먹고 땀을 흘린 후 노래방 가서 실컷 노래를 부르면 효과가 더 좋을 것이다. 술 먹고 떠드는 것보다 건강에도 훨씬 좋다. 여성들에게 특히 권하는 스트레스 해소 방법이다.

매운맛과 기억력

몹시 매운 고추나 겨자를 먹었을 때 코가 뺑 뚫리는 느낌과 함께 아무 생각이 없이 멍한 상태가 되는 것을 경험한 적이 있었을 것이다. 오랫동안 삭힌 홍어를 먹었을 때도 그런 경험이 있다. 매운맛이 강하거나 삭힌 홍어처럼 향기가 아주 진한 음식은 발산작용 또한 강력하여 정신을 흩어뜨리고 모으지 못하게 하는 것이다. 매일 매운맛을 먹거나 매운 것을 즐겨 먹으면 정신을 집중하기 어렵다. 심하면 건망증도 일으킨다.

> 맵고 향기 나는 채소(훈채)를 오래 먹으면 정신이 손상되고 잘 잊어버리며, 겨드랑이에서 냄새가 난다.
>
> – 『동의보감』

기억은 머릿속에 정보를 저장하는 것이다. 강한 매운맛이 저장하는 기운을 흩어버리면 기억도 흩어질 수 있다. 만약 나쁜 기억을 망각하려고 한다면 강한 매운맛을 먹고 땀을 흘리는 방법이 효과가 있다.

건망증은 기억을 잠시 잃는 것이고, 치매는 기억을 오래 잃는 것이다. 건망증이 많은 사람이 치매에 걸리기 쉽다. 건망증이나 치매를 예방하려면 매운맛을 멀리하고 담담한 곡류를 많이 먹어야 한다.

맵고 향기 나는 채소의 대표는 불교의 오신채와 도교의 오훈채이다. 정신 수행자들이 매운맛을 금지한 이유는 매운맛이 성욕을 돋우고 마음을 흔들어 고요한 정靜의 상태를 방해하기 때문이다. 수행자가 아니더라도 차분히 정신을 집중해야 하는 정신노동자, 수험생도 마찬가지로 매운맛을 적게 먹어야 한다. 완전히 끊기는 힘드니 최대한 줄여 먹어야 한다. 또 소아는 체질상 열이 많으니 매운맛을 많이 먹으면 안 된다. 어린아이가 매운맛을 많이 먹으면 정신이 산만하여 집중하기 힘들고, 반항적이고 폭력적인 성향으로 변할 수 있다.

겨드랑이는 심장이 관리하는 곳이니 매운맛이 심장을 뜨겁게 하면 겨드랑이에 땀이 나며 냄새가 난다. 양 젖가슴 사이도 심장에 해당하니 땀이 날 수 있다.

정신수행에 방해가 되는 오신채와 오훈채

석가모니 부처님은 불교 수행자가 마늘을 먹지 못하도록 지시했다. 그 이유는 마늘을 먹으면 입에서 냄새가 오래 남기 때문에 사원에서 공동생활을 하거나 대중에게 설법할 때 나쁜 영향을 주었기 때문이다. 마늘의 고약한 냄새 때문에 마늘을 금지한 것이다. 그런데 무작정 마늘을 금지했던 것은 아니다. 질병 치료를 위해 마늘을 먹어야 할 때는 따로 마늘 먹는 법을 정해 놓고 복용하도록 하였다.

부처님 시대 이후 정신수행의 전통이 오랫동안 지속하는 과정에서 수행자들은 경험적으로 다섯 가지 매운맛의 채소 즉 오신채가 정신수행을 방해하는 요소들을 발견하였다. 그래서 불교에서는 오신채를 저극저으로 금지하기 시작하였다. 5세기경 찬술된 『범망경』에는 '다섯 가지 냄새 나는 채소를 먹지 말 것이니 마늘, 파, 달래, 부추, 흥거라는 매운 채소는 일체 음식에 넣어 먹지 말 것이다'라고 하였고, 또 『능엄경』에는 '마늘은 익혀 먹으면 음란한 마음을 갖게 하고 생으로 먹으면 성내는 마음을 더한다', '보리를 닦는 사람은 오신채를 영원히 끊어야 하니 수행을 증진하는 데 첫 번째 순서이다'라고 하여 오신채를 완전히 금지했다.

도교의 오훈채는 불교와 다른 과정을 거쳤다. 고대 중국에서는 부추, 달래 등을 몸을 따뜻하게 할 때 사용하였고, 나쁜 기운을 쫓거나 막아 주는 염승물로도 사용하였다. 『형초세시기』의 '설날에 오신채를 먹는다'는 풍속이 그것이다. 한나라 무제 때는 서역에서 마늘, 파, 고수 등의 매운 채소들이 수입되었는데, 도교 초기의 수련가들은 신선이 되는 방법으로 오신채를 활용하기도 하였다. 진나라의 『풍토기』에는 '설날에 오신으로 신선이 되려나'라고 하였고, 『포박자』에는 '파즙과 육계를 섞어 만든 환약을 하루 세 번씩 3년간 복용하면 능히 물 위를 걸어 다닐 수 있다'라고 하였다. 이것은 매운 것들을 사용해 양기를 보충하여 수명을 늘리는 수련 방법의 예이다.

중국에서 불교와 도교는 대립하는 한편 서로의 장점을 받아들이기도 하였다. 특히 도교는 초기에 교리와 교단 체계가 확립되지 않았기에 이미 체계화되어 있던 불교를 참고한 경우가 많았다. 음식에서도 도교 초기에는 부추와 염교가 몸을 따뜻하게 하는 채소이니 수행자들이 늘 먹으면 좋다고 하였으나 후대에는 오훈채에 포함해 금지하였다. 도교의 오훈채는 마늘, 부추, 염교, 고수, 운대(유채)를 말한다. 결론적으로 도교의 오훈채는 불교의 오신채를 모방한 것이다.

후대에는 시대와 지역에 따라 오신채의 종류가 조금 달라지지만 대체로 맵고 따뜻하며 냄새가 있는 것들을 지칭한다. 『본초강목』에 나타난 오신채는 마늘, 파, 부추, 여뀌, 산쑥이고, 『동의보감』에 나타난 오신채는 마늘, 파, 부추, 염교, 생강이다. 필자는 경전에 바탕한 교리적인 오신채를 제외하고 수행의 측면에서 현대의 오신채에는 반드시 고추를 추가해야 한다고 주장한다. 고추는 다른 어떤 오신채보다 훨씬 맵고 뜨거우며 정신적인 자극이 강하여 정신수행을 방해한다.

『본초강목』에서는 오신채의 효능을 설명하고 있는데 매운맛의 효능과 같다.

오신채는 맵고 따뜻하고 독이 없다. 아침저녁으로 먹으면 오장의 기를 일으킨다. 항상 먹으면 중초를 따뜻하게 하고 나쁜 기운을 제거하며 음식을 소화시키고 하기한다. 열병 후에 먹으면 눈을 손상한다.

- 『본초강목』

매운맛과 술의 작용은 비슷하다

매운맛의 특성은 강한 열기와 발산작용으로 정리할 수 있다. 음식

중에 매운맛과 가장 비슷한 작용을 하는 것은 바로 술이다. 술은 열기가 있어 적당히 마시면 몸을 따뜻하게 하고 소화를 도우며 혈액 순환을 왕성하게 한다. 매운맛도 마찬가지이니 술이나 매운맛이 모두 양기를 돕는 것이다. 옛날 양생법에는 새벽에 멀리 길을 떠나는 사람은 술이나 생강을 먹어야 한다고 하였다. 새벽은 기온이 낮고 안개가 많아 차갑고 습한 날씨이니 열기가 있는 술이나 생강을 조금 먹어서 그것을 이겨낸다는 의미이다.

이처럼 좋은 작용이 있지만 지나쳤을 때의 해로움 또한 공통점이 많다. 만약 술을 먹을 때 안주로 강한 매운맛을 먹으면 인체는 어떻게 될까?

소주를 마실 때는 매운 안주를 멀리한다

술은 알코올의 도수가 높은 술과 낮은 술이 있다. 도수가 높을수록 열기가 강한 술이니 소주나 양주는 열기가 강하고 맥주나 막걸리는 그보다 약하다. 또 술은 차갑게 먹는 맥주나 따뜻하게 먹는 정종처럼 먹는 법이 다르다. 술을 덥혀 먹으면 훨씬 빨리 취하는 것은 열기가 더해져 몸속에서 퍼지는 속도가 빠르기 때문이다.

맥주는 알코올 도수가 비교적 낮고 차갑게 먹기 때문에 냉기가 있으므로 매운맛의 안주를 조금 먹으면 냉기를 이겨내는 효과가 있다. 멸치, 오징어포, 쥐포 같은 것을 매운 고추장에 찍어 먹는 식이다. 그러나 아무리 맥주가 도수가 낮더라도 알코올의 열기가 있으므로 지나치게 매운 안주와 먹으면 열을 가중하므로 좋지 않다.

소주나 양주처럼 도수가 높은 술은 과일처럼 수분이 많고 찬 성질의 안주와 먹어야 부작용이 적다. 만약 강한 매운맛의 안주와 함께 먹는다면 부작용이 심해진다. 그 부작용은 다음과 같다.

1. 강한 열기가 위장벽을 녹여서 속쓰림과 위염, 심하면 위장 출혈을 일으킬 수 있다.

2. 혈액순환이 지나치게 빨라져 혈압을 높이고 혈관이 약한 곳을 자극해 출혈을 일으킬 수 있다. 고혈압, 코피가 잦은 사람, 치질 출혈이 있는 사람은 주의한다.

3. 강한 열기의 상승은 두통을 일으키거나 숙면을 방해한다. 시력을 해치는 작용도 강하다. 또 뇌수를 마르게 하여 뇌의 위축을 일으키고 기억력을 감퇴시킨다. 알코올성 뇌 위축이 심해진다.

4. 술과 매운맛 모두 열기가 많아 폭력성을 높이고 성욕을 자극한다. 소싸움, 닭싸움을 시킬 때 동물들의 투쟁성을 높이려고 물에 술을 타서 먹이거나 고춧가루를 타서 먹인다. 사람도 술과 고춧가루를 많이 먹으면 투쟁심이 높아진다. 둘을 함께 먹으면 열이 폭발해 자제력이 약한 사람은 폭력이나 성범죄로 이어질 수 있다.

5. 폐를 건조하게 만들어 폐의 병을 유발한다. 마른기침이 많은 사람, 건조한 시기에 기침이 많은 사람, 건조한 환경에서 일하는 사람, 목이 마르고 이유 없이 목구멍에서 출혈이 자주 나는 사람은 주의해야 한다.

고추나 마늘이 많이 들어간 음식, 매운 불닭발, 매운 아구찜, 매운 문어 요리, 매운 김치찌개, 고추장삼겹살 등의 매운 음식은 알코올 함량이 높은 술의 안주로 좋지 않다. 함께 먹으면 건강에 아주 해롭다.

간혹 감기에 걸리면 소주에 고춧가루를 타서 복용하라고 말하는 사람이 있다. 소주의 열기에 고추의 발산작용이 더해지니 뜨겁게 발산하는 효능이 있어 감기 초기에 효과가 있을 수 있지만 좋은 방법은 아니다. 둘을 함께 먹으면 폭발하듯 혈관을 확장하여 혈관이 터질 수 있다. 고혈압, 심장이 나쁜 사람, 출혈이 있는 사람은 완전히 금지해야 한다. 감기 초기에 좋은 방법은 앞에서 설명했다.

매운맛(고추)을 3개월간 먹지 않았을 때의 변화

필자는 첫 번째 책을 쓸 때 매운맛의 작용을 알아보기 위해 3개월간 매운맛을 먹지 않은 적이 있다. 김치는 백김치를 먹었고, 고춧가루가 들어간 김치는 물에 씻어서 먹었다. 고춧가루가 들어간 다른 음식도 먹지 않았고, 생강, 마늘, 파가 들어간 음식도 최대한 피했다.

평소 매운맛을 좋아하던 편이라 갑자기 매운맛을 끊으니 조금 힘들었다. 음식이 맛이 없어지고 도무지 먹는 것 같지 않았으며 매운 떡볶이가 그렇게 먹고 싶어 눈앞에서 아른거린 적도 있었다. 기운도 빠지는 것 같았다. 처음 2주간이 가장 힘들었는데 3주에 접어들자 조금씩 나아지고 4주째부터는 별로 힘들지 않았다. 매운 떡볶이도 생각나지 않았다. 그때 느낀 점은 입맛을 바꾸려면 최소 1개월은 고생해야 한다는 것이다. 큰 병에 걸리거나 큰 충격을 받아 하룻밤에 마음이 바뀌지 않는 한 갑자기 입맛을 바꾸는 것은 힘든 일이다. 특히 평소에 즐기던 것이라면 최소 1개월 이상의 시간과 각고의 인내와 노력이 필요하다.

매운맛을 끊은 지 처음 1개월간은 위에서 말한 괴로움 외에 별다른 몸의 변화를 느끼지 못했다. 그런데 1개월이 지나자 몸의 변화가 느껴졌다. 일단 잠자는 것이 조금씩 편해졌다. 필자는 예민한 편이라 평소에 꿈이 많고 잘 깨는 편이었는데 매운맛을 끊은 지 1개월 후부터는 잠을 깊이 자게 되었고 다음 날 아침에 일찍 일어나도 덜 피곤하다고 느꼈다. 또 술이나 매운 음식을 먹으면 속이 쓰리거나 가끔 대변에 출혈이 발생하던 증상이 사라졌다. 예민하던 성격이 조금은 누그러지고 짜증을 내던 것이 줄어들었다. 아내가 성격이 변한 것 같다고도 말했다.

매운맛을 줄이면 다른 맛을 더 진하게 탐닉할 것 같다고 생각했었는데 그런 현상은 전혀 없었고 다만 단것을 평소보다 조금 더 먹었을 뿐이다. 오히려 다른 음식들은 더 자극적이지 않고 담백하게 먹게 되었다.

매운맛을 먹지 않았을 때의 효과를 3개월간 검증해 본 후 다시 매운맛을 먹기 시작했다. 아무래도 사회생활을 하다 보면 음식에 제약을 두는 것이 불편할 때가 많고 또 고추에 대한 반응도 충분히 파악했기 때문에 잘 조절해서 지나치지 않게만 먹자고 결심하고는 다시 먹기 시작한 것이다.

매운맛을 끊었을 때는 1개월이 지나서 몸의 반응이 나타났는데 다시 먹기 시작했을 때는 먹자마자 강한 반응이 나타난 것이 특징이다. 매운맛(정확하게 말하면 고춧가루)을 다시 먹기 시작한 첫날 점심식사 때 매운 김치찌개를 먹었는데 1~2시간 뒤에 배가 아프면서 설사를 하였고 약간의 속쓰림도 있었다. 매운 떡볶이를 많이 먹은 날은 속쓰림이 심하고 밤에 숙면을 못하고 불편했으며 다음 날 아침 대변 출혈도 발생했다. 매운맛의 작용력은 위장, 대장의 소화기와 정신에 빠르게 영향을 미치는 것을 알았다. 그런데 특이점은 2주 정도가 지나자 어느 정도 몸에 적응이 되었는지 큰 불편함이 없이 실험 이전의 상태와 같아졌다는 점이다. 필자의 적응력이 좋은 것인지 아니면 고추도 음식이라 몸에서 빨리 적응했던 것인지 비교 대상이 없어 판단이 어렵다.

음식의 향기와 향신료

향기는 빠르게 발산한다

음식이나 약물에는 고유의 냄새가 있는데 이를 '향香'이라고 한다. 향의 작용은 아주 빠르게 퍼져나가는 발산작용이다. 방안에 향수를 뿌리면 금방 향이 방 안을 채우는 것과 같다. 향이 진할수록 발산력이 강하고 멀리 퍼져나간다. 이처럼 향은 움직임이 강하므로 동적인 기氣와 결합하여 일반적으로 '향기'라고 표현한다.

음식 중에 삭힌 홍어는 암모니아 향이 매우 강한 음식이다. 먹었을 때 코로 숨을 쉬면 코가 뻥 뚫리는 느낌과 함께 정신이 하나도 없어진다. 매운 겨자를 많이 먹고 코로 숨을 쉬었을 때 나타나는 반응과 같다. 이것은 아주 강한 발산작용의 결과이다.

울체하여 막힌 것을 뚫어야 할 때는 매운맛이나 향기가 강한 음식과 약물을 사용한다. 또 발산작용은 기혈을 순환시켜 응체하지 않게 하므로 노폐물인 담음과 어혈의 생성을 억제한다. 채소 중에 쑥갓은 향기가 있어 소화를 돕는 한편 담음을 제거하여 피를 맑게 하는 효과도 있다.

단, 발산작용에서 매운맛과 향기는 차이점이 있다. 매운맛은 뜨거운 열기로 발산하며 땀을 내지만, 향기는 뜨거운 열기가 없어도 잘 발산하며 땀을 내지 않는다는 점이다.

한방의 여러 치료법 중에서 향기 요법이 가장 빠른 작용력을 발휘한다. 옛날에는 급한 병으로 쓰러졌을 때 먼저 향기 요법으로 응급처치를 하였다. 예를 들면 연기나 가스에 중독되어 쓰러졌을 때 진한 식초의 향을 맡게 하여 깨어나게 하는 방법 등이다. 이것은 향기의 빠른 발산을 이용해 막힌 경맥을 뚫는 방법으로 먼저 향기 요법으로 경맥을 열어 준 후에 다음 치료법에 들어갔다.

향신료는 소화를 돕고 울체를 풀어 준다

요리에 사용하는 양념 중에 향신료가 있다. 후추, 정향, 육두구, 계피, 고수, 메이스, 카다몬, 카시아, 올스파이스 등이다. 생강, 마늘, 겨자와 고추도 넓게는 향신료에 속한다. 향신료는 매운맛의 따뜻함과 강한 향이 결합한 것들이다. 따라서 향신료를 사용하면 음식의 향기를 높여 맛에 영향을 주는 한편 소화를 돕는다.

향기가 강한 향신료는 발산작용이 강하기 때문에 울체한 것을 풀어 줄 수 있다. 기름지고 끈끈한 성질의 음식을 먹을 때는 향신료를 함께 먹어야 울체하지 않는다. 중국 음식은 기름기가 많으므로 고수 같은 향신료를 많이 사용한다. 인도 등 일부 지역에서만 향신료로 사용하는 아위는 훌륭한 체기약이다. 고기, 밀가루, 과일 등을 많이 먹어서 발생한 체기와 그로 인한 질병에 좋은 약이며, 적취, 암 같은 병에도 사용된다. 이 밖에도 많은 향신료가 소화제 겸 체기 치료약이 된다.

또 울체가 많거나 사려가 과다하여 기가 뭉쳤을 때 향기가 강한 음식을 먹으면 울체를 풀어서 안정시키는 효과가 있다. 스트레스를 강하게 받은 날은 향신료를 많이 첨가한 음식을 먹어 보는 것이 좋다.

불교의 오신채와 도교의 오훈채는 맵고 향기가 있는 식품으로 향신료에 속한다. 그중 마늘과 생강은 요즘에도 양념에 필수이며, 고수는 중국 음식에서 많이 사용한다. 오신채와 오훈채는 정신수행을 방해하므로 종교적으로는 금지하는 것이지만 일반인들이 적당히 먹으면 소화를 돕고 순환력을 높이는 좋은 작용을 얻을 수 있다.

신맛은 수렴작용을 하므로 오래 먹으면 뭉치기 쉽다. 그런데 향기는 뭉친 것을 퍼뜨리며 발산작용을 하므로 신맛에 향기가 있는 것은 오래 먹어도 뭉치지 않는다. 레몬, 라임, 자몽, 탱자, 유자 같은 과일은 향기가 있어 많이 먹어도 뭉치는 것이 덜하며 소화를 돕는다.

마늘과 양파를 오래 먹을 때는 익혀 먹어야 좋다

향이 강하면 발산력이 강하고, 향이 약하면 발산력이 약하다. 향이 있는 음식 재료를 가열해 익히면 향기가 날아가서 줄어드는데 이것은 발산력이 줄어드는 것이다. 따라서 향기의 발산력을 이용하는 약물은 달이지 않고 가루약으로 사용하거나 환약을 만들 때 넣어 사용한다. 만약 약재를 달이는 경우라면 아주 짧게 달이는데, 다른 약재를 먼저 달인 후 나중에 첨가해 짧은 시간만 달이는 방법으로 향을 유지하였다. 향이 강한 약재인 사향은 대부분 갈아서 만든 환약에 첨가해 사용했다. 탕약에는 넣어 달이지 않았으며 탕약을 먹을 때 타 먹는 방법으로 향의 작용을 보존하였다.

향이 있는 음식 재료는 생으로 먹을 때와 익혀 먹을 때 작용력의 변화가 크다. 양파의 경우 생양파는 단맛이 적고 매운맛이 강하며 향기가 있어 발산작용을 한다. 불에 볶은 양파는 단맛이 강해지고 매운맛이 적어지며 향기가 없어 발산작용이 적다. 이런 변화는 효능에도 그대로 반영된다. 생양파는 매운맛과 향이 강해 소화를 돕고 식체를 방지하나 자극성이 강해 속을 쓰리게 할 수 있다. 한 번에 많이 먹거나 오래 먹으면 좋지 않다. 반면 볶아 익힌 양파는 단맛이 강해져서 위장을 보해 주니 위장이 허약한 사람이 먹으면 좋지만 소화 작용은 생양파보다 못하다. 음식으로 오래 먹어도 부작용이 적다.

마늘은 매우면서도 향이 진한 식품이다. 생마늘은 몹시 맵고 뜨거운 성미이며 향이 강해 몸을 뜨겁게 만들고 위산 분비를 급하게 촉진한다. 따라서 정신을 흥분시키는 작용이 있고, 소화를 돕기는 하지만 자극성이 강해 위벽을 자극해 속쓰림과 위염을 유발할 수 있다. 마음이 흥분된 상태이거나, 위산과다, 위궤양에는 생마늘을 금지해야 한다. 마늘을 익혀 먹으면 매운맛이 줄어들어 뜨거운 성미가 따뜻한 성미로 바뀌며, 단맛이 늘어나고 향기가 적어진다. 따라서 생마늘처럼 강하게 흥분시키거나 위벽을 자극하지 않는다. 마늘을 한 번에 많이 먹거나 오래 먹는 사람은 익혀 먹어야 생마늘보다 안전하다.

파와 생강은 생으로 먹으면 발산작용이 강하므로 감기 초기에 땀을 내는 데 사용한다. 반면 익혀 먹으면 발산작용이 약해지고 따뜻한 성미만 있으므로 속을 따뜻하게 하는 데 사용한다. 발산작용을 이용해 뭉친 것을 풀고 순환작용을 도우려면 생으로 먹어야 좋고, 자극을 줄이면서 온열작용을 도우려면 익혀 먹어야 좋다. 많이 먹거나 오래도록 먹을 때는 익혀 먹어야 부작용이 적고 위장에 도움이 된다.

4장

담담한 맛에
대하여

담담한 맛

담담한 맛, 담백한 맛

별다른 맛이 느껴지지 않는 약한 맛의 음식을 담백하다고 한다. 싱겁다는 말도 쓴다. 한의학에서는 담담한 맛이란 뜻의 '담미淡味'로 표현하고 있다. 『설문해자』에는 '박미薄味'라고 했는데 박미는 '엷고 가벼운 맛'이란 뜻이다. 한마디로 담담한 맛은 맛이 옅어서 특색이 없는 맛을 뜻한다. 담담한 맛의 대표는 물이니 물맛은 특색이 없다. 하지만 맛이 아예 없는 것은 아니다.

특색 없는 맛인 물이 인체에 중요한 역할을 하듯이 담담한 맛도 인체에 중요한 작용을 한다. 다른 맛에 비해 그 영향력이 적지 않다. 담담한 맛이 많은 음식은 곡류와 채소, 과일이니 이들 음식이 인체에 미치는 영향력을 생각하면 그 중요성을 알 수 있다.

한의학에서는 과거에 담담한 맛을 단맛에 포함하기도 하였다. 담담한 맛의 식품들은 물을 제외하고는 약간씩 다른 맛이 섞여 있는데 그중에 단맛이 가장 많이 섞여 있기 때문이다. 우선 주식으로 많이 먹는 오곡을 비롯한 곡류가 담담한 맛과 단맛이 서로 섞여 있다. 예를 들어 생쌀을 씹어 보면 처음에는 맛이 없고 밍밍하지만 오래 씹으면 약간의 단맛이 난다. 율무는 곡식 중에 담담한 맛이 가장 강한 식품으로 한약 처방에도 많이 사용한다.

오곡 외에도 배추, 오이, 애호박, 가지, 상추 등의 채소, 토마토, 수박의 흰 껍질, 밍밍한 맛의 과일 등이 비교적 담담한 맛이 강하다. 공통점은 약간 달면서 수분이 많다는 것이다. 오래 달이고 졸여서 수분을 제거하면 단맛이 강해진다.

담담한 맛과 단맛은 섞여 있는 경우가 많으나 작용력이 서로 달라 구별을 해야 한다.

담담한 맛은 소변을 잘 나가게 한다

음식의 종류를 구분하면 곡류, 채소, 과일, 육류가 있는데 단맛이 가장 많아 음식의 대부분을 차지한다. 단맛은 보하는 작용이 강하지만 끈끈한 성미가 많아서 과다하면 습기가 정체된다. 습기가 정체되면 습열이 발생하고 습열은 질병으로 발전하기 쉽다. 따라서 습기가 정체되지 않도록 해야 하는데 이때 담담한 맛이 중요한 작용을 한다. 『동의보감』에는 '담미는 구멍을 잘 통하게 한다'고 하였다. 이때의 구멍은 대소변이 나가는 구멍이다. 담담한 맛은 대소변으로 습기를 빼내는 작용을 한다. 특히 소변을 잘 나가게 하는 작용이 강하다.

맛이 담백한 것은 소변을 잘 나오게 하고 빨리 내려가게 한다.
담미가 스며나가게 한다는 것은 속의 습기를 소변으로 나가게 한
다는 것이다.

– 『동의보감』

담담한 맛의 작용은 불필요한 습기를 잘 빼내는 것이다. 한의학
에서는 습기로 인한 병증, 부종 등이 있을 때 이뇨를 위해 담담한
맛의 약재를 사용한다.

단맛의 음식으로 보할 때 담담한 맛이 함께 있으면 보하면서도
정체되지 않게 한다. 이 점이 매우 중요하다. 오곡, 채소, 과일은 단
맛에 담담한 맛이 많이 섞여 있으므로 이뇨 작용이 있어 습기가 정
체되지 않게 하고 오래 먹어도 부작용이 적다. 이에 반해 고기나 설
탕 등의 진한 맛은 담담한 맛이 없으므로 많이 먹으면 습기가 정체
하고 습열이 발생하여 질병으로 발전하기 쉬운 것이다. 현대인은
과거에 비해 곡류와 채소를 적게 먹고 고기와 설탕을 아주 많이 먹
는다. 과일은 많이 먹지만 주로 후식으로 먹기 때문에 다른 음식보
다는 적게 먹는다. 당뇨병, 고혈압, 고지혈증, 심장병, 암과 같은 질
병은 습열로 인한 것이 많으니 현대인의 나쁜 식습관이 큰 원인이
다. 곡류와 채소, 과일을 많이 먹고 고기와 설탕을 줄이는 식습관이
성인병을 예방한다.

담담한 맛이 비뇨 생식기 질환을 예방한다

인체는 70% 정도가 물로 구성되어 있다. 혈액, 체액도 물이며 영양분이 소화 흡수되고 이동하는 작용도 수분의 상태로 이동하기 때문에 수분의 원활한 이동은 인체 건강에 매우 중요하다. 만약 수분이 잘 이동하지 않고 한곳에 정체하면 생리 기능에 장애가 발생한다. 또 정체한 체액은 담음이나 어혈 같은 노폐물을 형성하여 질병을 일으킨다. 따라서 수분이 정체하지 않고 잘 흐르게 하는 것이 건강을 유지하는 데 매우 중요하다.

수분이 정체한 증상은 매우 다양하나 대표적인 증상은 소변이 정상적으로 나오지 않는 것이다. 소변이 시원하게 나오지 않는 것, 소변을 조금씩 자주 보되 힘들거나 껄끄럽고 아픈 것, 마신 물의 양에 비해 소변량이 많이 적은 것, 소변량이 적으면서 몸이 붓는 것 등이다.

또 수분이 정체하면 소변과 관련된 장부인 신장과 방광에 질병이 발생한다. 요로결석, 방광결석, 신장결석 등 비뇨기의 결석증을 비롯해 신장의 사구체 질환, 잦은 방광염, 방광암, 남자의 전립선암과 전립선비대증 등이다. 신장의 이상으로 발생한 고혈압과 부종도 여기에 속한다. 부종은 부분적인 부종과 전신적인 부종으로 나타나는데 신장성 부종은 전신적인 부종이 특징이다.

담담한 맛은 소변을 잘 나가게 하니 신장과 방광의 기능을 돕는 한편 이들 질병의 예방과 치료에 도움이 된다. 평소에 곡식과 채소, 과일을 많이 먹고, 싱겁게 먹어야 신장과 비뇨기, 생식기가 튼튼해진다.

담담한 맛과 소화기

비위의 소화기는 먹은 음식물을 처리한다. 비위가 허약하면 음식물을 제대로 처리하지 못하여 소화장애가 발생하고 습기가 정체한다. 그리고 습기가 정체하면 위장은 늘어지고 힘이 빠져 소화 기능이 더 나빠진다. 입맛이 떨어져 식사량이 적어지고 가벼우면 소화불량과 트림, 심하면 구토나 설사를 자주 하게 된다. 한다. 몸에 기운이 없고 팔다리가 무거워지며, 이유 없이 가슴이 두근거리기도 한다.

그럴 때 치료는 단맛으로 소화기를 보해 주는 한편 담담한 맛으로 습기를 제거하는 것이 좋다. 만약 단맛으로 보익만 하면 습기가 더 발생할 수 있으니 담담한 맛을 첨가해 습기를 조절하는 것이다. 쌀죽, 보리죽 같은 곡류의 죽이 위장을 보하면서도 습기를 정체되지 않게 하는 좋은 음식이다. 녹두, 팥, 호박은 보하면서도 습기를 제거하는 효능이 강한 식품이다. 강하게 양념하지 않은 백김치를 함께 먹으면 더 좋은 음식이 된다.

또 위장은 자극적인 음식에 약해지는 경우가 많다. 특히 구토와 신물이 넘어오는 만성적인 위장병은 음식을 싱겁게 먹지 않으면 치료하기 힘들다. 이때는 담담한 오곡과 채소를 먹어야 하며, 기름지고 느끼한 음식, 매운맛과 설탕을 금지해야 한다.

갑자기 설사할 때 담담한 맛으로 소변을 잘 나가게 하면 치료가 된다. 담담한 맛은 설사로 빠져나가는 수분을 소변으로 빼내어 장의 부담을 덜고 설사를 그친다.

곡류의 담담한 맛이 중요하다

인류에게 주식이 되는 음식은 재배가 쉽고 영양 보충이 좋으며 특히 오래 먹어도 부작용이 없어야 가능하다. 곡류는 그 조건을 모두 채우니 수천 년간 주식으로 사용되었다. 곡류가 부작용이 없이 오랫동안 주식으로 사용될 수 있었던 이유는 달면서도 담담한 맛 때문이다.

> 세상에서 사람의 성명을 기르는 것은 오곡뿐이다. 맛은 담담하면서 달고 성질은 화평하다. 크게 보하면서도 스며 나가기 때문에 사람에게 크게 기여하는 것이다.
>
> – 『동의보감』

단맛으로 보익만 하면 습기가 정체하고, 담담한 맛으로 내보내기만 하면 기운과 혈액이 허약해진다. 곡류는 단맛으로 크게 보하면서도 담담한 맛으로 스며나가 정체하지 않기 때문에 오래 먹어도 탈이 없다. 그래서 지역에 따라 다르지만 쌀, 보리, 조, 콩, 기장의 오곡부터 밀, 옥수수, 수수, 귀리 같은 곡류가 인류에게 주식이 되어 온 것이다.

현대는 각종 먹거리가 풍부해 곡류를 대신할 수 있는 것이 아주 많으나 주식으로서의 곡류를 대신할 수 있는 것은 없다. 곡류가 아니라면 오랫동안 많이 먹었을 때 반드시 부작용이 발생하기 때문이다.

곡류 중에 비교적 이뇨작용이 강한 것은 허약인의 부종, 습기와 습열 제거에 다른 약과 함께 많이 사용된다. 율무, 팥, 녹두 등이다.

담담한 곡류가 정기를 기른다

『동의보감』에서는 인체가 정기신혈精氣神血로 구성되어 있다고 설명하고 있다. 신神과 기氣는 실체가 없어 눈에 보이지 않고, 정精과 혈血은 실체가 있다. 그래서 신기와 정혈이라고도 하고, 간단히 기혈氣血이라고도 한다. 간단히 설명하면, 신은 정신, 기는 기운, 혈은 혈액이다. 정精은 조금 어렵지만 중요한 개념이니 잘 살펴보자.

넓은 의미의 정은 인체를 구성하는 가장 작고 기본적인 물질이면서 에너지를 제공하는 기반으로 작용해 생명 활동을 유지하도록 돕는다. 혈액을 포함한 개념으로 오장 모두가 보관하며 관리한다. 혈액 1,000방울의 정미로운 엑기스가 모여 정 1방울이 된다는 말도 있다. 중요한 점은 정이 뇌수와 골수를 채워 뇌와 뼈의 기능을 유지하는 물질이란 것이다. 정이 부족해지면 뇌수가 말라 뇌 위축과 치매를 일으키고 골수가 부족해져 골다공증을 일으킨다.

좁은 의미의 정은 정자, 난자처럼 생식에 관여하는 물질로 신장이 보관하며 관리한다. 정력이라고 표현할 때의 정이다. 정은 생식 기능에 관여하기 때문에 사람의 씨앗이라고 할 수 있다. 튼튼한 씨앗이 싹을 잘 틔우듯이 정이 튼튼해야 임신이 쉽게 된다.

정리하면 정精은 인체의 물질적 기반이면서 정신과 기운을 유지하는 에너지를 제공하며 종족을 번식하는 생식기능에도 관여하는 가장 중요한 것이다. 그래서 한의학에서는 양생법의 첫 번째로 정의 생성과 보존을 말하고 있다. 그러면 정은 어떤 음식에서 잘 생성될까?

> 향기가 진한 음식은 정을 생기게 할 수 없고 담담한 음식만이 정을 보충할 수 있다. 맛이 담담한 오곡을 먹는 것이 정을 가장 잘 보양한다.
>
> — 『동의보감』

육식동물은 고기를 먹어서 정을 만들고 초식동물은 식물을 먹어서 정을 만든다. 육식동물이 식물을 먹거나 초식동물이 고기를 먹으면 정을 잘 만들 수 없다. 예를 들면 공원에 살면서 사람들이 버린 통닭 찌꺼기를 먹는 토끼는 불임이 되고 돌연변이를 일으킨다는 보고가 있다. 또 소에게 빠른 성장을 위해 동물성 사료를 먹이면 소의 뇌에 구멍이 뚫리고 정신이상이 되는 광우병이 발생한다. 모두 초식동물이 고기를 먹은 결과이다.

사람과 동물을 비교하면 사람은 육식동물보단 초식동물에 가깝고, 동양인과 서양인을 비교하면 채식을 많이 해 온 동양인은 육식을 많이 해 온 서양인보다 초식동물에 더 가깝다. 초식동물에 가까운 사람은 고기보다 식물을 더 많이 먹어야 정을 잘 만든다. 특히 동양인은 채식을 해야 정을 잘 만들 수 있다.

사람의 씨앗인 정은 식물의 씨앗으로 보충하는 것이 가장 좋으니 씨앗으로 씨앗을 보충하는 방법이다. 식물 씨앗의 대표 음식은 곡류이다. 사람의 정은 곡류를 먹을 때 가장 잘 생성된다.

곡류가 주식이었던 과거에 비해 현대는 현미를 비롯한 곡류를 적게 먹고 고기를 많이 먹기 때문에 정의 부족으로 인한 질병도 늘어나고 있다. 예를 들면 현대인들은 과거와 비교해 영양 상태는 매우 좋으나 정자와 난자는 심각한 수준으로 숫자가 감소하고 부실하여 남녀의 불임이 폭증하고 있다. 미국의 경우에 현대 남성들의 정자 수는 고기를 적게 먹었던 1940대 남성과 비교해 3분의 1 정도로 줄었다고 한다.

또 골수의 부족으로 인해 골다공증이 증가하고, 뇌수의 부족으로 인해 치매도 증가하고 있다. 가히 폭발적인 증가라고 할 만하다. 이밖에도 매우 다양한 질병이 발생한다. 이런 질병을 예방하려면 곡류를 많이 먹어야 한다.

견과류도 식물의 씨앗이므로 정을 보충하여 골수와 뇌수를 보하고 생식기능을 돕는 효과가 뛰어나다. 단, 견과류는 담담한 맛이 적어서 지나치게 많이 먹으면 정체하여 부작용이 발생할 수 있으니 먹는 양을 적절히 조절해서 먹어야 한다.

여름에는 담백하게 먹어야 건강하다

사계절 중에 여름과 겨울은 더위와 추위라는 자연의 기가 강력하므로 그에 적응해 살아가는 인체는 허약해지기 쉽다. 특히 여름철에는 땀을 많이 흘려 원기가 허약해지기 쉬우므로 옛사람들은 사계절 양생법 중에 여름철의 양생법을 가장 중시하였다.

여름철 양생법에서 가장 중요한 것은 성생활을 금지하는 것과 음식을 담백하게 먹는 것이다.

여름은 화火와 토土가 왕성한 계절이다. 옛사람들은 여름에는 반드시 혼자 잠을 자고, 담담한 맛을 먹어 원기를 아끼고 보호하며 폐와 신장을 보양하였다.

– 『격치여론』

여름에 더위가 강한 것은 자연의 화기가 강한 것인데 화기가 강해지면 인체는 폐가 허약해진다. 또 더위에 잦은 비가 내리면 습열이 많아지고 토기가 강해지니 토기가 강해지면 인체는 신장이 허약해진다. 따라서 여름과 장마철에는 성생활을 줄이고 담백한 음식을 먹어서 원기를 보호하는 방법으로 폐와 신장을 보양해야 한다는 것이다.

담백한 음식이 여름 더위에 좋은 이유는 두 가지이다.

첫째, 소변을 잘 나가게 하여 습열을 제거한다.

둘째, 성욕을 자극하지 않고 정신을 안정시켜 준다.

담백한 음식은 오곡과 채소, 과일이며, 자극적인 양념을 하지 않은 것이다. 따라서 여름철에는 채식에 양념을 적게 한 음식이 원기를 보존하는 좋은 음식이다.

반대로 여름철에 고기와 매운 것, 단 것 등 자극적인 음식을 많이 먹으면 몸이 뜨거워지고 성욕을 자극하여 원기를 크게 해치고 폐와 신장을 손상한다. 고기와 매운 것의 열기는 겨울에 추위를 이겨내야 할 때 필요한 것이다. 여름이 아니더라도 고요한 마음을 유지하고 안정하려면 항상 음식을 담백하게 먹는 것이 좋다. 정신노동자나 수험생들은 이 점을 명심해야 한다.

〈참고〉 여름에 임신하여 태어난 아이는 총명하지 못하다

임신은 아버지의 정精과 어머니의 혈血이 만나서 이루어지는 것이다. 아버지와 어머니가 가장 건강할 때 임신을 해야 태어난 아이가 건강하고 영리하다. 여름은 생식과 관계된 신장이 허약한 계절이니 부모가 여름에 성관계를 갖고 임신을 하면 태어난 아이가 건강하지 않을 수 있고, 또 남들보다 발육이 늦거나 머리가 총명하지 않을 수 있다.

흥미로운 연구가 있었다. 인디애나 대학 윈체스터 박사팀은 1,667,391명이란 많은 숫자의 사람들을 대상으로 조사하여 연구한 결과 5~8월 사이에 임신하여 태어난 아이들은 다른 계절에 임신한 아이들에 비해 수학과 언어능력 점수가 현저히 낮다는 연구 결과를 발표했다. 연구팀은 그 이유로 여름 시즌 동안 주로 사용되는 환경 살충제와 질산염에 대한 노출이 임산부의 호르몬에 영향을 미쳐 태아의 뇌 발달에 영향을 준 것으로 결론지었다.

그런데 한의학의 관점에서 연구팀의 결론은 틀렸다. 여름에 임신해 출산한 아이들의 성적이 다른 아이들보다 낮은 이유는 살충제와 질산염에 의한 호르몬의 변화 때문이 아니라 부모의 신장이 허약한 더운 여름에 임신한 것 때문이다. 사람의 정精은 부모에게 받는 선천의 정과 태어난 후 음식을 먹어서 얻는 후천의 정이 있다. 부모가 신장이 허약할 때 임신을 하면 태아는 부모에게 받는 선천의 정이 부족해져서 두뇌가 총명하지 못한 것이다. 똑똑한 아이를 원한다면 여름에 임신하는 것을 주의해야 한다.

아이를 위한 태교에는 임신 전 태교와 임신 후 태교가 있다. 임신 전 태교의 핵심은 부모가 모두 건강할 때 임신하는 것이다. 부모가 임신 전에 몸 관리를 잘하여 건강을 유지하고 유전자를 튼튼하게 만들어 놓은 다음 적당한 시기에 임신해야 한다. 부모가 될 사람은 여름철에는 음식을 담백하고 먹고 성생활을 줄여 원기를 보존하고 건강을 유지한 뒤에 적당한 시기를 정해 임신하는 것이 좋다. 인공수정의 경우에도 여름에 시도하면 좋지 않다. 성공 확률이 낮아지고, 성공하더라도 태어난 아이에게 나쁜 영향을 줄 수 있다.

이뇨제를 과용하면 안 된다

소변이 시원하지 않으면 수분이 정체된 것이지만 수분이 부족할 때도 소변이 적고 잘 나가지 않는다. 수분이 부족해 소변을 시원하게 배출하지 못할 때는 이뇨제 사용을 금지하고 음액을 보충해야 소변을 시원하게 잘 배출할 수 있다.

담담한 맛의 이뇨작용을 이용할 때는 음식과 약재를 구별해야 한다. 음식은 담담한 맛이 단맛과 함께 있어 몸에 주는 충격이 크지 않다. 그러나 약재는 담담한 맛이 강하고 단맛이 거의 없으니 이뇨작용이 강력하여 과용하면 몸에 큰 충격을 줄 수 있다. 특히 음액이 부족한 사람이 과용하면 부작용이 크다.

> 세상 사람들은 부종 환자를 보면 무조건 담담한 약으로 소변을 잘
> 나가게 하는 방법을 사용하는데, 진액이 과도하게 손상되면 삼소
> 증이 발생하고, 진액이 급격히 휴손되면 폐옹, 폐위, 음허로 인한
> 해수, 발열 등의 노손증이 발생하는 것을 염려하지 않는 것인가?
>
> – 『온병조변』

　부종이 있을 때는 이뇨제를 쓰는데 과다하면 진액이 부족해져서
질병을 일으킨다는 것이다. 진액이 과다하게 배출되면 당뇨병이 발
생하고, 진액이 갑자기 부족해지면 폐가 손상되어 기침과 발열 외
에 폐결핵, 폐암까지 발생할 수 있다는 것이다.

　시중에는 부종이나 비만 치료를 위해 한의사의 진단과 처방이 없
이 이뇨작용이 강한 한약을 장기 복용하는 사람들이 있다. 또 한약
보다 훨씬 독한 양방의 이뇨제를 함부로 복용하는 사람들도 있다.
물론 소변이 잘 나오지 않으면서 부종, 비만이 있을 때는 잠시 이뇨
제를 쓸 수 있다. 그런데 소변에 이상이 없을 때 이뇨제를 과하게
사용하면 신장과 방광이 손상되고 음액 부족을 초래하여 큰 질병으
로 이어질 수 있다는 점을 명심해야 한다.

담담한 맛과 정신

지나친 욕심과 욕망은 집착을 만든다. 일이 술술 풀려나가면 좋지만 조금이라도 막히거나 힘이 들면 심기가 불편해지고 심하면 화를 일으킨다. 마음을 비우는 것은 곧 욕망과 집착을 버리는 것이고 심기를 안정시키는 것이다.

자극적인 맛은 한쪽에 치우친 편벽한 맛이고 담담한 맛은 편중되지 않은 중립의 맛이다. 편벽한 맛을 오래 먹으면 마음을 더욱 편벽되게 만들 수 있다. 욕망과 집착으로 복잡할수록 담백하고 싱겁게 먹어야 마음을 똑바로 잡고 집착을 버릴 수 있다. 그래야 심장이 안정되고 심기가 편해진다.

『동의보감』에는 '음식을 담백하게 먹으면 정신과 혼백이 저절로 편안해진다'고 하였다. 음식을 자극적이지 않게 담백하게 먹으면 정신이 안정되고 편안하며 상쾌해진다. 현대인의 정신질환은 스트레스의 화로 발생하기 때문에 직접 열을 식히는 쓴맛과 더불어 담담한 맛이 정신질환을 예방할 수 있다.

5장

신맛에
대하여

신맛

신맛은 수렴한다

중국에는 「망매지갈望梅止渴」이라는 유명한 고사가 있다. '매실을 생각하면 갈증이 그친다'는 뜻이다. 중국 위나라의 조조가 여름에 군사들과 행군을 할 때 더위와 갈증에 지친 군사들에게 "곧 매화나무 숲이 있는 산에 가까워진다. 서둘러 가서 목을 축이고 갈증을 풀자" 하고 외쳤다. 병사들은 매실을 생각하자 곧 입에 침이 돌고 갈증이 줄어들어 빨리 행군할 수 있었다. 신맛의 매실을 떠올리게 만들어 병사들의 갈증을 해소했던 조조의 현명함이 돋보이는 고사이다. 매실처럼 신맛은 생각만 해도 입에 침이 고인다. 몸속의 음액이 침의 형태로 입안에 모이는 것이다.

식초 같은 강한 신맛을 먹었을 때를 생각해 보자. 입안에 침이 많이 고이면서 입과 입 주위의 근육이 수축하고 팔다리도 움츠러드는 느낌이 든다. 이처럼 음액이 모이고 근육과 조직이 수축하는 작용을 수렴작용이라 한다. 수렴작용은 신맛의 대표적인 작용이다. 생선회에 신맛의 레몬을 뿌리면 쫄깃하고 탄력이 생기고 오이나 단무지에 식초를 뿌리면 쫄깃해지는 것도 다 수렴작용 때문이다.

인체에서 수렴작용은 인체를 빠져나가는 것을 잡아서 거두어들이는 작용을 한다. 땀, 소변, 대변, 정액 등 어떤 것이라도 배출이 과다할 때는 신맛을 먹으면 배출을 막고 수렴할 수 있다. 땀을 많이 흘릴 때, 소변을 다량으로 많이 볼 때, 설사를 자주 할 때, 자기도 모르게 정액이 흘러 빠져나갈 때 등의 증상에 신맛으로 수렴해 치료한다.

신맛은 체액의 소모가 많을 때 많이 사용하며 과로하여 에너지의 소모가 많을 때, 소모성 질병 등에도 사용한다.

땀을 많이 흘릴 때는 신맛이 좋다

땀을 흘리면 음액과 함께 양기가 빠져나가기 때문에 땀을 많이 흘리면 기운과 혈액이 모두 부족해진다. 땀을 많이 흘릴 때 신맛을 먹으면 땀을 수렴하여 덜 나가도록 막아 주니 기운과 혈액이 과다하게 소모되는 것을 방지한다.

신맛을 적극적으로 먹어야 하는 계절은 여름이다. 여름 더위에 땀을 많이 흘리면서 기운이 없고 활동력이 저하된 사람은 신맛이 보약이다. 여름에 신맛을 먹으면 땀의 배출이 줄어들면서 기운과 혈액의 소모를 줄이고 보충하여 원기를 회복한다.

또 여름의 신맛은 심장을 돕기도 한다. 심장은 인체에서 가장 뜨거운 장기인데 여름 더위에 열이 가중되면 심장이 과로하게 되어 심근이 늘어지고 무력해진다. 그럴 때 신맛을 먹어 기운을 수렴해 주면 늘어진 심근을 자극해 심장에 긴장감을 주고 활력을 찾게 한다. 따라서 여름에는 매실, 레몬, 오렌지, 유자, 석류, 모과, 오미자 같은 신맛을 많이 먹는 것이 좋다.

여름철의 대표적인 한약 처방인 생맥산은 이름 그대로 맥을 살려 주는 약이다. 생맥산은 단맛의 인삼과 맥문동, 그리고 신맛의 오미자로 구성된다. 달고 따뜻한 인삼은 기운을 보충하고, 달고 서늘한 맥문동은 음액을 보충하며, 시고 따뜻한 오미자는 땀을 수렴해 진액을 보존한다. 단맛으로 보충만 하면 땀으로 빠져나가는 손실을 방지하지 못하므로 오미자의 신맛으로 땀을 수렴해 손실을 방지하는 것이다. 생맥산은 여름철에 땀을 많이 흘리고 기운이 없고 팔다리가 나른하며 일의 의욕을 잃은 사람에게 좋은 한약이다. 갑자기 심장이 허약하고 늘어져 잘 뛰지 않을 때도 좋다. 생맥산에 기운을 보충하는 단맛의 황기를 많이 넣고, 열을 식혀 주는 쓴맛의 황백을 조금 넣으면 아주 훌륭한 여름철 보약이 된다.

건조한 가을에 마른기침을 하면 신맛을 먹어야 한다

폐와 기관지는 호흡을 통해 공기와 접촉하므로 주변의 대기나 기후에 많은 영향을 받는다. 날씨나 환경이 건조한 곳에서는 폐와 기관지도 건조해지므로 기침을 하기 쉽다. 특징은 가래가 없는 마른기침이거나 가래의 양이 적고 끈적하다는 점이다. 기관지염 같은 호흡기병의 후유증이나 병이 없어도 건조하면 마른기침을 하는 경우가 해당한다. 이때는 신맛으로 수렴하여 음액을 모아 주면 기관지가 윤택하고 부드러워져 기침이 가라앉는다. 오미자차, 오미자꿀, 유자차, 모과차 같은 신맛의 차는 마른기침을 하거나 기침과 함께 끈적한 가래가 약간 나오는 사람에게 알맞다. 말을 많이 하여 목구멍이 자주 마르는 사람, 말하는 도중 자주 목이 말라 물을 마시는 사람, 쉽게 목이 쉬거나 쉰 목소리가 나는 사람에게도 좋다.

사계절 중에서는 가을철이 날씨가 건조하고 햇살이 따갑다. 건조한 가을 날씨에 폐가 잘 적응하도록 도우려면 음액을 수렴하여 폐를 윤택하게 해 주는 신맛을 먹는 것이 좋다. 꼭 가을이 아니더라도 건조한 날씨가 지속할 때, 황사와 미세먼지가 기승을 부리는 날씨, 건조한 작업환경에서 일할 때도 호흡기가 건조해지고 허약하기 쉽다. 그때는 신맛을 먹어서 호흡기를 윤택하게 하고 보호하여 감기와 기침을 예방해야 한다. 감기를 예방한다고 알려진 비타민 C도 신맛이다.

신맛을 먹을 때 주의할 점은 감기 초기에 발열이 있을 때는 신맛을 먹으면 안 된다는 것이다. 감기 초기에는 매운맛으로 발산시켜야 하는데 신맛으로 수렴을 하면 감기가 잘 낫지 않으며 감기 후유증이 오랫동안 지속된다. 단, 감기 걸린 지 2~3주 후에도 계속되는 만성기침에는 신맛을 가미해 치료한다.

신맛은 방광을 수축한다

신맛의 수렴작용은 입 주위의 근육을 비롯해 온몸의 근육을 수축하므로 근육이 늘어지고 힘이 없는 사람에게 좋다. 특히 신맛은 방광의 괄약근을 수축하는 작용이 뛰어나다.

방광은 얇고 유연한데 신맛을 만나면 수축하고 오그라들어 방광의 출구가 닫혀 열리지 못해 소변에 영향을 준다.

－『황제내경』

방광의 괄약근이 허약해지면 소변을 가두는 힘이 약해져 조그만 압력에도 소변이 흘러나간다. 소변을 자주 보며 참지 못하는 것, 야간의 빈뇨, 요실금, 과민성방광으로 귀저기를 차는 경우가 이에 해당한다. 주로 노인들에게 많이 발생하나 소아의 야뇨증이나 중년의 요실금과도 관련이 있다. 이때는 신맛으로 괄약근의 조이는 힘을 길러 주어야 한다. 산수유가 가장 효과가 크고 오미자와 모과도 효과가 있다.

경계할 점은, 방광에 열이 있어도 소변을 조금씩 자주 보는데, 이때 신맛을 먹으면 소변이 막혀 잘 나오지 않는다는 것이다. 간단히 구분해 보자.

소변을 자주 보는데 소변색이 맑고, 소변량이 많으며, 시원하게 잘 나오면 신맛이 효과적이다.

소변을 자주 보는데 소변색이 탁하거나 붉고, 소변량이 적으며, 시원하게 나오지 않을 때 신맛을 먹으면 부작용이 발생한다.

이렇듯 약효를 파악할 때는 효능과 함께 부작용을 파악해야 한다.

남자에게 참 좋다(?)는 산수유

어느 식품회사의 광고가 화제가 된 적이 있다. 한 남성이 "산수유 참 좋은데, 남자에게 참 좋은데, 뭐라고 표현할 방법이 없네" 하고 독백을 하는 광고다. 아마도 산수유가 남자의 정력에 좋다는 내용인 것 같다. 이런 광고를 접하면 해당 제품의 효능만을 살펴보게 되는데, 반드시 부작용도 함께 살펴봐야만 한다.

산수유의 기미는 따뜻하면서 신맛이 강한 것이 특징이다. 따뜻함은 양기를 돕고, 강한 신맛은 수렴작용이 강하다. 산수유는 간과 신장의 정혈을 수렴하고 보충하는 작용이 강한 약재이다. 그래서 소변을 자주 보며 참지 못하는 증상, 야뇨증, 요실금, 식은땀을 많이 흘릴 때, 월경과다, 설사 등에 효과가 있다. 또 남자가 발기가 안 되거나 정액이 저절로 흘러나올 때, 귀에서 소리가 나는 이명증에도 효과가 있다. 따라서 남자에게만 좋은 것은 아니며 여자도 증상에 맞는다면 좋은 작용을 한다.

산수유가 남자에게 좋다는 광고가 잘못된 것은 아니다. 그러나 건강식품 판매자는 항상 제품의 좋은 점만을 홍보하며 모두에게 좋은 것처럼 광고하지만 실상은 그렇지 않다는 점을 알아야 한다.

산수유는 간과 신장에 열이 많은 사람이 먹으면 안 된다. 소변 색이 탁하거나 붉은 사람, 소변량이 적고 시원하게 나오지 않는 사람, 성욕이 강하고 발기가 잘되는 사람, 감기로 열이 나는 사람이 복용하면 부작용이 발생한다.

근육이 뭉쳐 쥐가 날 때는 모과차를 먹자

모과의 기미는 따뜻하며 맛이 시면서 약간 떫다. 토사곽란 후에 근육이 뭉치고 꼬여 아플 때 가장 효과적인 식품이다.

평소에 몸 여기저기 쥐가 잘 나서 고통을 느끼는 사람들이 많다. 과로하여 피곤하거나 갑자기 힘을 쓰면 근육이 확 뭉치거나, 심하면 걷거나 잠잘 때 종아리나 발에 쥐가 나서 고통스러워한다. 이럴 때 신맛으로 수렴해 주면 근육이 이완되고 유연해진다.

근육은 기운과 혈액의 공급이 원활해야 부드럽게 작동한다. 근육이 굳어서 뭉치는 이유는 두 가지이다.

첫째, 기운과 혈액이 매우 부족하여 팔다리로 공급이 안 되는 것이다. 과로하여 소모가 많을 때인데 예를 들면 축구 선수들이 경기 후반에 쥐가 잘 나는 것과 같다. 이때는 신맛과 단맛을 함께 쓰면 기운과 혈액이 공급되어 근육이 이완된다. 이처럼 과로하여 쥐가 자주 나는 사람에게 모과가 매우 좋은 식품이다. 간을 보하는 처방에 모과를 넣거나 그냥 모과차만 먹어도 쥐 나는 것을 예방한다. 모과의 양이 너무 적으면 효과가 작고, 반대로 모과의 양이 너무 많으면 수렴작용이 강해져 근육이 더 뭉칠 수가 있으니 적당한 양을 먹어야 한다. 근육을 이완시키고 쥐가 나지 않게 하는데 가장 적절한 모과의 하루 분량은 마른 모과는 20~30g, 생모과는 그 두 배 분량인 40~60g이다.

둘째, 과로하지 않아도 혈액이 혼탁하면 순환이 잘 안 되어 근육이 뭉친다. 혈액순환제를 먹으면 쥐가 덜 난다는 사람들이다. 이때는 신맛을 먹으면 혈액이 더 혼탁해지고 근육이 굳어 버린다. 비만하거나 운동 부족으로 기름기가 많은 사람은 기운과 혈액은 충분하나 순환이 정체된 경우가 많으니 신맛이 맞지 않는다.

모과의 신맛은 기관지와 폐가 건조할 때도 유효하다. 가래가 적은 마른기침을 하거나 환경이 건조해지면 기침이 잦은 사람이 모과를 먹으면 기침을 치료하고 감기도 예방해 준다. 단 기관지 분비물이 많은 사람, 가래가 많은 기침에는 좋지 않다.

모과는 방광을 수축하는 효능이 있는데 산수유보다는 약하다. 맑은 색의 소변을 자주 보면서 소변량이 많으면 방광의 수축력이 허약한 사람이니 모과를 자주 먹으면 방광의 수축력 회복에 도움이 된다. 반면 소변이 정상인 사람이 모과를 오랫동안 많이 먹으면 방광의 수축력이 너무 강해져 소변이 시원하게 나오지 않으니 주의해야 한다.

신맛은 혈액과 음액의 생성을 돕는다

신맛을 생각하면 입안에 침이 고이는 것처럼 신맛은 음액을 모으는 작용이 있다. 혈액도 음액에 속하므로 신맛은 혈액을 모으고 생성을 돕는다. 따라서 코피, 대변출혈, 토혈 등 출혈이 있을 때 신맛을 사용하면 출혈을 멈추고 혈액생성을 도와준다. 이런 작용을 이용해 산모가 출산 후에 혈액 부족으로 어지럼증이 있으면 신맛을 쓴다. 『동의보감』에는 '식초는 출산 후의 어지럼증과 피를 많이 흘려 생기는 모든 어지럼증을 치료한다', '산모의 방에는 늘 식초 냄새가 나는 것이 좋다. 신맛은 혈을 돕기 때문이다'라고 하였다. 신맛에 단맛을 더하면 음액을 생성하는 효과가 더 좋아진다. (156쪽 생맥산 설명을 참고)

임신부가 신맛을 좋아하는 이유

임신부는 흔히 신맛이 당기기 마련이다. 젊은 여성이 신맛을 좋아하면 "너 임신했니?" 하고 농담처럼 말하기도 한다. 왜 임신부는 신맛이 당기는 것일까?

　엄마의 자궁과 태아의 배꼽은 탯줄로 연결되어 있다. 엄마의 혈액으로 태아를 기르는 것이다. 엄마의 혈액이 부족하면 태아를 잘 기를 수 없다. 따라서 임신 후에는 혈액이 충분하게 보충되어야 태아를 잘 기를 수 있는데 혈액 보충에는 단맛의 영양분과 함께 신맛의 수렴작용이 필요하다. 『주해상한론』에는 '단맛과 신맛이 서로 합하면 음액과 혈액을 보한다'고 하였다. 따라서 태아를 잘 기르기 위해 다량의 혈액이 필요한 임신부가 신맛이 입에 당기는 것은 당연한 생리 반응이다. 임신 초기에 태가 안정이 안 되었을 때, 출산 시 출혈이 많았을 때, 어떤 출혈로 피가 부족할 때는 신맛을 많이 먹어야 한다.

마르고 거친 피부에는 신맛이 먹는 화장품이다

한때 '먹는 화장품'이란 광고가 있었다. 먹으면 피부를 윤기 있고 탄력 있게 만들어 마치 바르는 화장품과 같은 역할을 한다는 것이다. 신맛은 음액을 모으고 혈액을 보충하여 피부를 부드럽고 윤택하게 만든다. 이런 신맛의 작용은 피부가 건조한 사람에게 먹는 화장품의 역할을 한다. 건성 피부로 피부가 건조하고 거칠면서 잘 갈라지는 사람, 피부가 말라서 당기는 사람이 신맛을 많이 먹으면 피부가 윤기 있고 부드러워지며 탄력이 생긴다.

노인의 특징 중 하나는 음액과 혈액이 부족해지는 것이다. 이것은 피부에도 영향을 주어 노인이 되면 피부가 마르고 건조해진다. 보통은 건조한 피부에 약간의 가려움증을 동반하는 정도인데 심하면 피부가 말라 흰 가루가 떨어지거나 심한 가려움증으로 매일 보습제를 발라야 할 때도 있다. 건조한 환경에서는 더 심해진다. 피부 이곳저곳에 검은 반점이 생기는 노인반은 음액이 심하게 마른 결과이다. 이렇게 음액과 혈액이 부족해 피부가 마르고 건조해진 노인은 신맛을 먹어서 보충해야 한다. 음액과 혈액이 보충되면 피부가 윤택해지고 가려움증이 사라진다.

피부병인 경우에도 피부가 마르고 갈라져 잘 아물지 않은 증상이 나타난다면 신맛의 약재를 가미해 수렴시켜 치료한다. 피부가 말라 튼 데는 식초와 꿀을 섞어 마사지하면 효과가 크다. 신맛의 식초는 음액을 수렴하고 단맛의 꿀은 음액을 보충하니 함께 사용하면 피부를 윤택하고 매끄럽게 만들어 준다. 이것은 건성 피부의 피부미용에도 효과적이다.

신맛이 피부에 나쁠 때도 있다. 지성 피부로 피부가 기름지고 개기름이 끼는 사람에게 신맛이 맞지 않는다. 피부병에 진물이 많이 흐르면 발병 부위에 수분이 많은 것이니 신맛을 쓰면 안 된다. 또 피부가 건조하지 않은데 신맛의 수렴이 지나치면 피부를 수축하여 주름살이 증가할 수 있다. 『황제내경』에는 '신맛을 많이 먹으면 살이 두텁게 부르트면서(주름지며) 입술이 들린다'고 하였다.

여자에게 참 좋다(?)는 석류

여성들에게 석류 제품이 인기다. 석류 제품을 만드는 회사들은 석류에는 여성 호르몬인 에스트로겐이 많으므로 여성들의 갱년기장애를 치료한다고 광고하며 그 근거로 석류를 많이 먹는 중동의 페르시아 주변 국가 여성들에게 갱년기증상이 적다는 것을 들고 있다. 과연 그럴까?

석류는 단맛이 강한 석류와 신맛이 강한 석류의 두 종류가 있다. 둘 다 따뜻한 성질이다.

단맛의 석류는 단맛이 강하면서 신맛과 떫은맛이 약간 가미되어 있다. 식용으로 사용되며 시장에서 사 먹을 수 있다. 단맛과 신맛이 어울렸으니 음액을 생성하는 작용이 강하다. 위장이 허약하여 잘 먹지 못하고 팔다리에 힘이 없으면서 몸이 마르고 갈증이 잦은 사람이 먹으면 좋다. 해갈의 효과가 크며 목구멍이 건조하여 잘 쉬는 것도 치료한다. 땀을 많이 흘려 기운이 없는 여름철과 건조한 가을철에 먹으면 매우 좋은 식품이다. 덥고 건조한 지역인 페르시아 주변 국가에서 석류를 많이 먹는 것은 그런 이유 때문이지 에스트로겐 때문이 아니다.

신맛의 석류는 신맛이 강하면서 떫은맛이 가미되어 주로 약으로 사용된다. 신맛과 떫은맛이 어울려 수렴작용이 매우 강하다. 음액이 급속히 빠져나가는 질환인 설사, 이질이 오래된 경우에 수렴제로 쓴다. 복근이 경직되면서 발생하는 복통도 치료한다. 강한 수렴작용은 지혈작용을 하므로 신맛의 석류는 여성의 자궁출혈, 냉대하에도 사용한다. 석류 껍질은 열매보다 떫은맛이 더 강하여 수렴작용도 강력하므로 약으로 사용할 때는 석류보다 석류 껍질을 더 많이 쓴다.

여성의 갱년기는 나이가 들어 자궁에 혈액이 부족해지면서 자궁이 건조해져 발생하는 것이다. 따라서 석류는 여성의 갱년기장애에 일정 부분 효과가 있다. 질분비물이 적어 질이 건조한 여성에게도 효과가 있다. 다만 음액이 부족하지 않거나 건조하지 않은 사람에게는 효과가 없다. 몸속에 습기가 많은 사람이 석류를 먹으면 부작용이 발생한다. 비만하고 습한 사람, 몸이 무거워 움직이기 싫어하고 눕기 좋아하는 사람, 이유 없이 잘 붓는 사람, 얼굴이 부어 푸석푸석한 사람, 소변이 붉으면서 시원하지 않은 사람, 습한 가래를 많이 뱉어내면서 가슴이 답답한 사람은 석류를 먹지 않는 것이 좋다. 시고 떫은 것은 위산 분비를 촉진하니 위산과다로 속이 쓰린 사람은 금지한다.

요즘 석류 콜라겐 제품도 많다. 판매자들은 여성호르몬을 보충하는 석류와 피부에 탄력을 주고 노화를 방지하는 콜라겐이 결합하여 갱년기 여성에게 좋다는 광고를 하고 있다.

석류는 신맛이 강하고 콜라겐은 단맛에 끈적임이 강하다. 석류와 콜라겐이 결합하면 혈액을 보충하고 수렴하는 작용이 강해져 갱년기에 자궁의 혈액 부족으로 갱년기장애가 생기는 사람에게 효과가 있다. 특히 몸이 마른 체형, 피부가 마르고 건조한 사람, 빈혈이 있는 사람에게 적당하다. 그런데 혈액이 부족하지 않은 사람이나 혈액순환이 잘 되지 않는 사람이 많이 먹으면 부작용이 발생한다. 몸이 비만하거나 잘 붓는 사람, 피부가 윤기 있거나 기름진 사람, 혈액순환이 안 되어 혈액순환제를 먹는 사람, 여기저기 팔다리가 저리고 잘 뭉치는 사람, 고지혈증 · 고혈압 · 심장병이 있는 사람은 금지하는 것이 좋다.

신맛은 주로 간에 작용한다

신맛은 간과 관련이 깊다. 간혹 입맛이 시다고 하는 사람이 있는데, 간에 열이 있으면 입에서 신맛이 느껴지고, 간 기능이 너무 왕성하여 위장을 억누를 때도 입맛이 시다.

신맛은 음陰의 맛으로, 인체에 흡수되면 하강하는 작용을 하는데 주로 인체 하부에 위치한 간에 작용하여 간 기능을 돕는다. 간이 피로하고 허약할 때는 신맛이 보약이다. 간이 허약한 사람은 몸과 눈이 피로하고 시력이 저하되며, 얼굴에 혈색이 없다. 또 간은 근육을 주관하니 간이 허약하면 근육이 피로하여 늘어지고 힘이 없으며, 힘을 많이 쓰면 근육이 뭉치거나 쥐가 난다. 웃을 때 콧잔등에 굵은 주름이 생기는 사람도 간이 허약한 사람이다. 이때는 신맛을 적당히 먹으면 간을 보하는 효과가 있다.

반대로 간 기능이 왕성하거나 간에 화가 많이 쌓인 사람에게 신맛은 독이 된다. 눈에 핏발이 서거나 자주 충혈되어 붉고 아픈 사람, 아주 예민하고 신경질적인 사람, 짜증이 많고 화를 잘 내는 사람, 화를 내면서 구토하는 사람, 이유 없이 갈빗대 아래나 옆구리가 아픈 사람, 신경만 쓰면 두통이나 고혈압이 발생하는 사람이다. 그런 증상이 있을 때는 신맛을 피해야 한다. 특히 비만한 사람이 이런 증상이 있다면 신맛을 멀리해야 한다.

간염이나 간경화의 경우는 병의 기간과 증상에 따라 다르게 적용한다. 병의 초기에 염증이 심하고 발열이 있을 때는 간에 열이 있는 것이니 신맛을 금지해야 한다. 단, 병이 오래되어 허약해졌을 때는 신맛으로 보해 주어도 된다.

신맛과 위장과의 관계

신맛이 위장에 좋은 작용을 하는 경우는 두 가지이다.

첫째, 신맛은 위산의 분비를 촉진한다. 위산이 부족하여 소화가 안 될 때는 신맛으로 위산의 분비를 촉진하는 것이 좋다. 식후에 매실차, 모과차를 마시면 소화가 잘된다.

둘째, 신맛은 음액을 모아 단단히 막힌 것을 눅이고 체한 것을 뚫는다. 계란이나 떡을 먹고 급체를 했을 때 식초를 물에 타 먹는 민간요법도 그런 원리이다. 한의학에서는 신맛의 산사를 소화제로 쓰는데 특히 고기를 먹고 소화가 안 되거나 고기 먹고 체했을 때는 산사가 필수적이다.

신맛이 위장에 나쁜 작용도 두 가지이다.

첫째, 위산과다가 있을 때 신맛을 먹으면 위산 분비가 촉진되어 매우 나쁘다. 위산과다증, 위벽이 헐어 속이 쓰린 사람은 신맛이 좋지 않다. 특히 트림이 잦고 신물이 자주 넘어오는 사람, 위식도 역류에는 신맛을 금지해야 한다.

둘째, 신맛이 과다하면 기를 울체하니 기울증으로 인한 소화 장애가 있는 사람에게 신맛이 좋지 않다. 기울증은 정신적 스트레스로 인해 기의 순환이 울체하여 막히는 병증이다. 마음이 불편하거나 신경을 쓰면 소화가 안 되고 잘 체하는 사람, 자주 화를 내고 화가 나면 소화가 안 되는 사람은 신맛을 금지한다. 그때는 매운맛으로 막힌 것을 뚫어 주는 것이 좋다.

신맛은 단단한 것을 부드럽게 만들어 풀어 준다

『동의보감』에는 '식초가 어혈을 제거하고, 옹종을 삭히고 징괴와 단단한 적취를 깨뜨린다'고 하였다. 어혈은 피가 뭉친 것이고, 옹종, 징괴, 적취는 어떤 덩어리가 단단하게 뭉친 것이다. 식초는 신맛이 강해 수렴작용도 강한데 뭉친 것을 깨뜨리는 것은 무엇 때문일까?

첫째, 식초의 신맛이 음액을 모아 단단한 것을 눅이고 부드럽게 만들기 때문이다. 민간요법 중에 기름진 고기를 먹고 체했을 때 식초를 물에 타 마시고 체기를 뚫어 주는 방법이 있다. 이것은 식초가 체하여 뭉쳐서 내려가지 않은 고깃덩이를 눅이고 부드럽게 만들어

내려보내기 때문이다. 매실도 체기가 있을 때 많이 먹는 식품이다.

한방에서 소화제로 쓰는 약재 중에 산사는 신맛이 있어 고기 먹고 체한 데 필수로 사용한다. 또 산사는 어혈을 제거하고 피를 맑게 해 주는 작용이 있어 고지혈증과 동맥경화에도 많이 사용한다.

둘째, 이런 치료에 사용하는 식초는 모두 쌀식초이다. 쌀식초는 다른 식초와 달리 수렴하면서도 순행시키는 효과가 있다. (176쪽 쌀식초 참고)

그러나 이런 치료법은 질병의 초기에 잠시 사용할 수 있는 치료법이다. 식초의 강한 신맛을 오래 먹으면 수렴작용도 강해져 결국 순환을 막고 더 뭉치게 만드니 주의해야 한다.

식초의 해독 살충 작용

맛이 강렬한 것들은 해독과 살충의 작용이 있다. 짠맛이 강한 소금, 단맛이 강한 꿀, 매운맛이 강한 고추나 마늘 모두 그렇다. 신맛이 강한 식초도 마찬가지이다. 야채나 과일을 식초나 식초를 탄 물로 씻으면 살균하여 위생적으로 깨끗이 씻을 수 있다. 생선회나 생야채 등의 생것을 먹을 때는 식초를 뿌려 먹으면 해독 살균하며 소화에도 도움이 된다.

신맛이 과다했을 때의 부작용

신맛이 지나치면 기운과 혈액이 위축된다

땀을 많이 흘리거나, 설사를 많이 하거나, 출혈이 많거나 과로를 하면 기운과 혈액이 많이 소모되어 부족해진다. 그때는 신맛으로 수렴하여 기운과 혈액을 보호해야 한다. 그러나 기운과 혈액의 소모가 심하지 않아서 부족하지 않을 때 신맛을 많이 먹으면 부작용이 발생한다. 기운과 혈액은 잠시도 쉬지 않고 순환해야 하는데 신맛의 수렴작용이 강해지면 잘 흐르지 못하고 순환이 되지 않으며 심하면 위축이 된다. 더 심하면 울체하고 뭉쳐서 노폐물인 담음을 만든다. 담음이 생성되면 순환장애는 더 심해지며 또 습열이 발생한다. 습열은 다양한 병증을 일으킨다.

인체에 습열이 많아졌을 때 발생하는 병증을 정리하면 다음의 표와 같다.

인체에 습열이 많아졌을 때 발생하는 병증

부위	증상
두면부	치아가 연해지고, 머리카락이 나빠지고 탈모가 발생한다.
상초의 심장, 폐	습한 가래가 많아지고, 가슴이 답답하거나 아프다.
중초의 비위	위산과다, 위하수, 위 기능 저하, 소화불량, 배가 부풀어 오름
하초의 신장, 방광	소변이 시원하지 않고 심하면 막힌다. 뼈가 약해진다.
전신 병증	비만, 당뇨병, 고지혈증, 동맥경화, 고혈압, 심장병, 부종, 붓고 아픈 관절질환 등

일반적으로 단맛, 고기, 밀가루, 술 등을 많이 먹으면 습열이 발생한다. 그러나 신맛을 필요 이상 섭취해도 수렴작용이 과다하여 습열증이 발생한다는 점을 알아야 한다.

요즘은 다양한 식초가 개발되고 식초 광고가 늘어나면서 건강을 위해 식초를 먹는 사람들도 증가하고 있다. 광고만 보았을 때는 식초를 많이 먹으면 모든 질병을 예방하고 치료할 수 있을 것만 같다. 질병을 치료한다는 식초요법도 유행이다. 반면에 그에 따른 부작용들은 거의 알려지지 않았다.

식품회사와 판매자는 제품의 효능만을 이야기하지 과다했을 때의 부작용을 이야기하지 않는다. 방송이나 신문, 잡지도 경제논리에서 자유로울 수 없다. 건강요법과 건강식품을 대할 때는 항상 이 점을 잘 생각해 보아야 한다. 건강식품이 넘쳐나는 시대에 '지나친 것은 모자란 것보다 못하다'는 격언이 떠오른다.

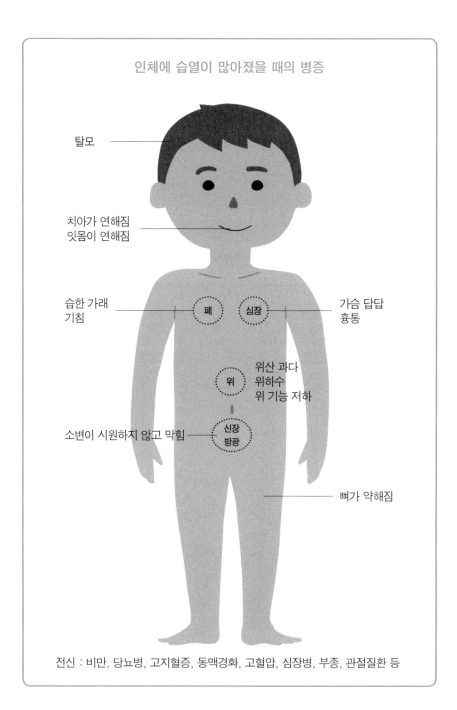

인체에 습열이 많아졌을 때의 병증

탈모

치아가 연해짐
잇몸이 연해짐

습한 가래
기침

폐 심장

가슴 답답
흉통

위

위산 과다
위하수
위 기능 저하

소변이 시원하지 않고 막힘

신장
방광

뼈가 약해짐

전신 : 비만, 당뇨병, 고지혈증, 동맥경화, 고혈압, 심장병, 부종, 관절질환 등

비만에는 신맛이 나쁘다

신맛은 마른 사람, 뚱뚱한 사람 중에 누구에게 잘 맞을까? 마른 사람은 부족한 사람이고 뚱뚱한 사람은 남아서 넘치는 사람이다. 따라서 신맛의 수렴작용은 마른 사람에게 적당하고 뚱뚱한 사람에게는 적당하지 않다.

살이 찌는 것은 몸에서 내보내는 것보다 몸 안에 저축하는 것이 더 많은 상태이다. 거기에 신맛의 수렴작용이 더해지면 축적력이 더욱 높아져 체중이 줄어들 수 없다. 따라서 체중을 줄이려면 신맛을 적게 먹거나 금지해야 한다.

예전에 필자의 한의원에서 비만을 치료하던 환자가 있었다. 예상보다 체중이 적게 감소하여 환자에게 요즘 먹고 있는 것을 자세히 물어보니 식사량을 줄이는 대신 오렌지를 하루 세 개씩 먹고 있다고 하였다. 결론적으로 이 환자는 오렌지의 신맛이 과다해서 체중 감량 효과가 적었던 것이다. 환자에게 오렌지를 끊게 했더니 살이 빠지기 시작했다.

시중에는 레몬처럼 신맛의 과일을 이용한 다이어트법이 있다. 또 식초 다이어트법도 있다. 일견 모순처럼 보이지만 신맛을 사용하는 방법이 다르다. 다이어트를 위해 식사량을 많이 줄이면 체액이 줄어드는데 체액의 소모가 과도하면 빈혈과 탈모를 유발할 수 있다. 그럴 때 신맛의 과일을 먹으면 체액을 보충하며 혈액이 급격히 손실되는 것을 방지해 준다. 따라서 신맛을 사용하는 다이어트는 식사량을 급격히 줄이는 다이어트법에만 사용한다. 만약 식사량을 많이 줄이지 않는 다이어트라면 신맛이 맞지 않는다.

　식사량을 현저히 줄이거나 아예 단식을 하면서 체중을 감량할 때 건강을 유지하려면 단맛과 신맛을 함께 조금씩 먹는 방법이 좋다. 단맛은 기운을 잃지 않게 하며 신맛은 체액의 급격한 손실을 방지해준다. 일부 한의원에서는 환자에게 단식을 시키면서 단맛과 신맛이 섞인 발효 한약을 물에 타 먹는 방법으로 관리하는데 비교적 효과가 크고 부작용은 적다.

우유와 식초를 함께 먹으면 덩어리가 뭉친다

시중에는 우유와 식초를 함께 먹는 우유식초가 있다. 식초를 탄 우유를 먹으면 다이어트와 변비, 피부 관리에 좋으며 여성의 갱년기 장애에도 효과가 있다는 것이다. 일견 타당해 보이지만 주의할 점이 있다. 비슷한 작용이 있는 것을 함께 먹으면 작용력이 더 강해져 부작용이 나타날 수 있다는 점이다. 작용력이 강한 것들이라면 부작용이 더 심해진다.

　예를 들면 도수 높은 술과 강한 매운맛을 함께 먹으면 상승하는 열기가 너무 강해져 두통을 일으키거나 시력을 해친다. 뜨겁고 매운 성미의 마늘로 담근 마늘주는 시력을 심하게 해치는 나쁜 술이다. 소주를 매운 안주에 먹는 것도 마찬가지이다. 이와 반대로 하강하는 성미를 가진 짠맛과 쓴맛을 함께 먹으면 하강하는 기운이 너무 강해져 설사를 일으킨다.

　같은 이치로 우유와 식초를 함께 먹는 것도 해롭다. 우유는 음액을 보충하는 작용이 강하고 식초는 음액을 수렴하는 작용이 매우 강하다. 따라서 우유와 식초를 함께 먹으면 음액을 보충하는 작용이 강해지지만 조금만 지나쳐도 음액이 퍼지지 않고 뭉치는 작용 또한 강해진다.

『동의보감』에는 '우유는 신맛과 상반하니 함께 먹으면 뱃속에 벽癖이 뭉치게 한다'고 하였다. 벽癖은 뱃속에 뭉친 덩어리인데 기운과 혈액이 순환되지 않고 막히고 뭉쳐서 발생하는 것이다. 우유식초가 몸속에 덩어리를 뭉치게 만들 수도 있는 것이다.

우유식초는 양기가 강하고 순환이 왕성한 사람이 음액이 부족할 때 치료식으로 잠시 먹을 수 있지만 작용력이 약처럼 강하니 오래 먹으면 안 된다. 만약 양기가 허약하고 순환이 안 되는 사람이라면 먹지 않아야 한다. 비만인, 살이 물렁하고 잘 붓는 사람, 여기저기에 뭉치는 것이 많은 사람은 잠시라도 먹지 않는 것이 좋다.

식초의 종류와 현미식초

식초의 역사는 오래되었다. 서양에서는 포도주와 식초의 역사를 같이 본다. 당이 분해되면 알코올이 되고 알코올이 분해되면 초산 즉 식초가 된다. 옛사람들은 곡주를 따뜻한 부뚜막에 올려놓고 발효시켜 식초를 만들었다. 중국에서는 쌀, 보리, 좁쌀, 떡, 콩 등의 곡물과 매실, 포도, 대추, 복숭아, 앵두 등의 과일로 만든 식초를 사용했다. 우리나라도 식초를 만들 때 다양한 재료를 사용했는데,『산림경제』에는 쌀 · 찹쌀 · 밀 · 보리 · 좁쌀 등의 곡물과 감 · 대추 등의 과일,

오매·창포 등의 약재를 사용한 기록이 있다. 이 중에 감식초를 만드는 방법을 소개한다.

> 감초[柿醋]는 감이 막 붉으려 할 때 따서 꼭지를 따 버리고 항아리에 담아 둔다. 여러 날이 지나 곰팡이가 슬거든 맑은 술을 붓고, 또 누룩 한 덩이를 불에 구워 담그면 바로 좋은 초가 된다. 초가 다 떨어지거든 다시 술을 붓고, 구운 누룩을 넣으면 여러 해를 따라 먹어도 감을 더 넣을 필요가 없다.
>
> ─ 『산림경제』

양념으로 사용한 식초는 재료가 다양했으나 한의학에서 약으로 사용한 식초는 쌀로 만든 쌀식초였다. 과거의 쌀은 모두 현미이니 현미식초라고 해도 된다. 『본초강목』에는 '식초의 종류는 많지만 오로지 쌀식초 2~3년 묵은 것만 약에 넣는다'고 하였다.

다른 식초들도 많은데 현미식초만 약으로 사용한 것은 현미식초가 강한 수렴작용을 하면서도 정체되지 않고 퍼지는 작용이 있기 때문이다. 수렴만 강하게 하는 것은 순환을 정체시키고 심하면 뭉쳐서 덩어리를 이룰 수 있으므로 수렴하는 한편 퍼지는 작용이 있어야 부작용이 적다. 『본경소증』에는 '쌀을 식초로 만들어 간을 맞추면 수렴하면서도 발산하여 양을 퍼뜨린다'고 하였다. 현미식초는 수렴하면서도 미약하나마 발산작용이 있어서 뭉치지 않는다. 식초가 어혈이나 적취 등의 뭉친 것을 풀어 주는 것은 눅이고 부드럽게 만드는 한편 발산하기 때문인데 현미식초만 가능하다.

현재는 한약에 식초를 넣는 경우가 없다. 일상에서 식초를 양념으로 사용하는 것을 제외하고 건강을 위해 자주 식초를 먹으려면 현미식초를 먹는 것이 부작용이 적을 것이다. 요즘의 현미식초 중에서는 일본산 흑초가 가장 좋다.

신맛과 정신

신맛은 적당한 긴장감을 준다

심장은 한순간도 쉬지 못하고 항상 일하며 늘어지고 무력한 것을 싫어한다. 또 심장은 마음을 뜻한다. 마음이 자꾸 늘어지고 나태해지려는 사람, 긴장감이 전혀 없이 항상 헤헤거리고 실없이 보이며 뭔가 나사가 빠진 듯이 보이는 사람은 신맛을 먹어서 수렴하면 적당한 긴장감을 주고 마음을 굳게 만들며 심장이 건강해진다.

신맛은 욕망을 기른다

목표와 욕망을 갖고 노력하는 사람이 아무런 욕망도 없이 나태하게 살아가는 사람보다 성공할 가능성이 많다. 신맛은 거두어 모으고 수렴하는 작용이 강하니 일에 대한 욕심, 강한 욕망을 상징하는 맛이다. 신맛을 많이 먹으면 욕심이 생기고 욕망이 강해질 수 있다. 욕망이 전혀 없이 나태하고 안일하게 살아가는 사람은 신맛을 먹어

최소한의 욕심을 기르고 의욕을 되살려야 한다. 신맛은 지식욕도 부추기니 공부에 의욕이 없는 입시생에게 도움이 될 수 있다.

이와 반대로 거두어 모으기만 하고 내어주는 데 인색한 사람이 신맛을 즐기면 욕심꾸러기가 된다. 욕심꾸러기는 자기 자신에 대한 사랑이 강하며 타인에 대한 배려심이 부족하다. 배려심이 부족한 이기주의자는 신맛을 멀리해야 한다. 짠맛은 신맛보다 더 응축하는 맛이니 자린고비는 짠맛을 금해야 한다. ('짠맛'을 참고)

특히 평소 성욕이나 식욕이 강한 사람은 신맛을 멀리해야 한다. 신맛은 하강하여 간과 신장을 보강하니 정력을 보충하여 성욕을 더 부추길 수 있다. 옛말에 '신맛을 즐기면 음탕해지기 쉽다'고 하였다. 성욕이 전혀 없는 사람은 신맛을 즐겨도 되나 성욕이 강한 사람은 신맛을 멀리해야 한다.

식욕이 강한 사람은 많이 먹기 때문에 비만해지기 쉽다. 살이 찌는 것은 먹는 양보다 소비량이 적은 것이다. 식욕이 강해 비만한 사람이 신맛을 즐기면 수렴작용 때문에 더욱 비만해질 수 있다. 그때는 매운맛으로 발산해야 비만하지 않을 수 있다.

6장

떫은맛에
대하여

떫은맛

떫은맛은 먹기 힘들다

쓴맛과 함께 떫은맛은 사람들이 싫어하는 맛이다. 일상생활에서도 쓴맛과 떫은맛은 부정적인 의미로 많이 사용된다. 상대방이 싫어하는 표정을 지을 때 "왜 떫으냐?"하고 물어보는 것은 불만이 있느냐, 싫으냐를 물어보는 것이다.

실제로 떫은맛은 조금만 강해도 먹기 힘들다. 덜 익은 과일은 떫기 때문에 먹지 않는다. 입에서 떫은맛을 느끼면 인상을 찌푸리고 떫은맛이 심하면 곧바로 뱉어 버린다. 신석기 시대의 유적에서는 바닷물에 담근 도토리가 발견되었는데 떫은맛을 제거하기 위해 바닷물에 담근 것으로 추정되고 있다. 고대인들도 음식에서 떫은맛을 없애기 위해 노력했던 것이다.

가지, 우엉, 연근, 두릅, 죽순 등의 채소에는 약간의 떫은맛이 있지만 물에 담가 두거나 데치거나 삶는 과정에서 거의 제거되고 아주 미세하게만 남는다. 일부 과일(홍시, 곶감, 모과, 매실, 토종사과, 포도 등)에 미세하게 떫은맛이 섞여 있고 일부 베리류에서는 신맛과 함께 조금의 떫은맛을 느낄 수 있다. 과일의 떫은맛은 채소처럼 조리하지 않고 생으로 먹기 때문에 작용력이 채소보다 더 크다. 도토리, 솔잎, 연잎, 석류, 은행, 수수쌀에도 약간의 떫은맛이 섞여 있다.

신맛과 떫은맛

떫은맛을 먹으면 입안이 껄끄럽고 뻑뻑하며 수축되는 느낌이 든다. 이런 수축감은 신맛의 수렴작용에도 있는데 떫은맛의 수축감이 훨씬 더 강하다. 떫은맛이 신맛보다 수렴작용이 더 강한 것이다.

과거에는 떫은맛을 신맛에 포함하고 따로 구분하지 않는 경향이 있었다. 신맛의 약물에는 떫은맛을 갖는 약물이 많고, 수축력이라는 공통점도 있기 때문이다. 그러나 신맛이 없이 떫은맛만 있는 약물도 있으니 구분이 필요하다.

떫은맛은 강하게 수렴하고 수축한다

신맛은 진액을 끌어당겨 모으는 수렴작용을 하는데 떫은맛은 그보다 훨씬 더 강한 수렴작용과 수축작용을 한다. 따라서 아주 강한 수렴작용, 수축작용이 필요할 때 떫은맛을 사용하는 경우가 많다.

신맛의 수렴작용은 대변, 소변, 땀 등 몸 밖으로 나가는 것이 과다할 때 소모를 방지하기 위해 사용하는데 떫은맛도 마찬가지이다. 떫은맛을 사용하는 대표적인 증상은 설사가 아주 심하여 탈수의 위험이 있을 때, 물 설사를 할 때, 땀을 많이 흘릴 때, 특히 밤에 잠잘 때 땀이 많이 흐르는 도한증, 탁하지 않은 소변을 자주 볼 때, 소변을 참지 못할 때, 남성이 자기도 모르게 정액이 빠져나갈 때 등이다. 여성이 냉대하가 많이 흐를 때 강한 떫은맛을 쓰면 대하가 줄어든다. 지혈작용이 있어 출혈증이 있을 때도 사용한다.

예전에는 양귀비를 재배해 열매껍질인 앵속각을 채취해 설사약으로 많이 사용하였었다. 앵속각은 떫은맛이 강한 것으로 급성설사에 효과가 뛰어나나 현재는 마약류에 속해 사용할 수 없다. 그런데 요즘에도 몰래 양귀비를 키워 약으로 사용하다 경찰에 적발되는 사람들이 있는 것을 보면 앵속각의 강한 지사작용을 짐작할 수 있다. 석류의 껍질도 떫은맛이 강해 설사와 이질 치료에 많이 사용한다.

떫은맛은 비만, 부종, 변비, 위산과다에 해롭다

떫은맛은 모으는 성질이 강하기 때문에 많이 먹으면 몸속에서 수분을 모아 퍼지지 못하게 만든다. 따라서 입을 마르게 하고, 변비를 유발할 수 있다. 곶감이나 홍시를 많이 먹으면 변비가 되는 것도 이때문이다. 입이 자주 마르는 사람, 대변이 상쾌하지 않은 사람, 변비가 있는 사람은 떫은맛을 먹지 않는 것이 좋다.

수분이 퍼지지 못하면 습열이 발생할 수 있다. 소변색이 탁하고 붉은 사람, 소변량이 적고 시원하게 나오지 않는 사람, 열성 설사로 끈적하고 냄새가 심한 설사를 하는 사람은 떫은맛을 피해야 한다.

비만하고 잘 붓는 사람은 떫은맛의 과일이나 채소를 먹으면 안 된다.

예전에 필자의 한의원에서 치료 받던 70대 할머니의 예를 보자.

할머니는 무릎 통증으로 치료 받고 있었는데 몸무게가 80kg이 넘어 비만했다. 어느 날 자꾸 몸이 붓고 무겁다고 상담을 청했는데 현재 음식 말고 따로 드시는 것이 있느냐고 물어보니 무슨 베리를 드신다고 했다. 맛이 어떠냐고 물었더니 약간 떫다고 하였다. 비만 체질에 잘 붓는 사람이 떫은맛을 먹으면 수분이 정체되어 몸이 더 붓고 무겁고 비만해진다고 설명하면서 베리를 드시지 말라고 말씀 드렸다. 며칠이 지나 할머니가 베리를 먹지 않으니 붓는 것이 조금 나아졌다고 말하였다.

또한 떫은맛의 수렴은 위산 분비를 촉진한다. 위산이 많은 사람이 베리류의 떫은맛을 먹으면 위산과다가 심해지고 속쓰림을 유발할 수 있으니 주의해야 한다.

7장

쓴맛에
대하여

쓴맛

쓴맛의 중요성

'달면 삼키고 쓰면 뱉는다'는 속담처럼 쓴맛은 옛날이나 지금이나 사람들이 싫어하는 맛이다. 싫어하는 맛이다 보니 부정적인 의미로 많이 사용한다. 예를 들어 '입이 쓰다', '입맛이 쓰다'는 말은 보통 입안이 껄끄럽고 입맛이 없다는 뜻이지만, 일이 잘 풀리지 않을 때나 일에 실패했을 때도 사용한다. 실패의 뒤끝이 쓴맛을 먹은 것처럼 기분 나쁘고 괴롭다는 뜻이다. '씁쓸하다'는 표현도 쓴다. 그런 상황을 더 강조한 것이 '입이 소태처럼 쓰다' 또는 '입이 소태 같다'는 말이다. 소태는 소태나무를 말하는데 소태나무의 껍질은 맛이 몹시 써서 일반적으로 쓴맛을 표현할 때 소태에 비유한다.

쓴맛은 사람들이 싫어하여 잘 먹지 않는 맛이다. 그런데 맛의 편식이 질병을 일으킨다는 점을 생각할 때 쓴맛을 먹지 않는 것도 질병의 원인이 될 수 있다. 현대인들은 다른 먹거리가 풍부하므로 싫어하는 쓴맛을 거의 먹지 않는다. 따라서 쓴맛의 부족으로 유발되는 질병이 매우 많으며 반대로 쓴맛이 약이 되는 경우 또한 매우 많다. 쓴맛의 중요성이 커지고 있다.

채소와 나물은 대부분 약간의 쌉싸름한 맛이 있다. 상추, 달래, 고들빼기, 두릅, 우엉, 도라지, 더덕, 치커리, 칡도 쓴맛이 있고 쓴맛이 좀더 강한 채소는 씀바귀이다. 버섯 중에는 영지버섯이 쓰고, 과일 중에는 자몽이 약간의 쓴맛이 있다. 커피나 녹차 같은 차류, 해산물인 멍게도 쓴맛이 있고, 동물의 쓸개는 매우 쓴데, 웅담이 대표적이다.

쓴맛의 작용력은 불에 타고 난 재에 비유한다. 나무가 불에 타면 잎과 가지가 재가 되어 땅으로 떨어지고 서 있던 나무도 쓰러져 땅으로 돌아가는데 그 재의 맛은 쓰다. 이처럼 쓴맛은 불타고 난 후 형성되기 때문에 작용력도 불에 탄 재의 성질을 갖는다. 재는 상부에서 하강하여 땅으로 돌아가므로 하강하는 성질을 갖고, 수분이 전혀 없이 건조하므로 수분을 말리는 작용을 한다. 쓴맛의 대표적인 작용은 첫째, 하강하는 것이고 둘째, 습기를 말리는 것이다.

쓴맛은 기운을 하강시킨다

쓴맛은 싫어하는 맛이라 입안에서 쓴맛을 느끼면 바로 뱉어 버린다. 그런데 자신도 모르게 쓴맛을 먹었을 때는 의식적으로 침을 자꾸 삼켜 뱃속 아래로 내려보내려고 노력한다. 이것은 쓴맛의 하강작용을 나타내는 인체의 생리현상이다. (참고로 매운맛을 먹으면 입이 매워 후후 숨을 내쉬는데 이는 매운맛의 발산작용을 나타내는 인체의 생리현상이다.)

불에 타면 쓴맛이 생기고 쓴맛은 아래로 달린다.

- 『본경소증』

음陰의 맛인 신맛, 짠맛, 쓴맛은 모두 하강작용을 한다. 하강하는 힘을 비교하면 쓴맛 〉 짠맛 〉 신맛의 순서이다. 오미 중에서 쓴맛의 하강력이 가장 강하다.

기와 미는 결합하여 작용력을 갖는데 기가 먼저 작용하고, 미가 나중에 작용한다. 열기는 상승하고 냉기는 하강하므로 쓰면서 따뜻한 것은 처음에는 약간 상승하다가 바로 하강을 한다. 쓰면서 차가운 것은 처음부터 급하게 하강한다. 쓰고 찬 것이 가장 빠르고 강력하게 하강하는 것이다. 쓴맛이 강할수록, 그리고 찬 성질이 강할수록 하강력이 강하다.

쓴맛의 하강하는 작용이 중요한 것은 현대인에게 많이 발생하는 상기증과 화병을 예방하고 치료할 수 있기 때문이다.

인체에서 따뜻한 양기는 상부에 많고, 차가운 음기는 하부에 많다. 예를 들면 남자는 양기가 많아 상부의 어깨와 가슴, 상체가 발달했고, 여자는 음기가 많아 하부의 엉덩이와 아랫배, 하체가 발달했다.

사람은 기운의 순환이 원활해야 건강하다. 가장 기본적인 기운의 순환은 상부의 따뜻한 양기가 하강해 하부를 덥혀 주고, 하부의 차가운 음기가 상승해 상부를 식혀 주는 상하의 순환이다. 어떤 원인에 의해 장애가 발생하면 상하로 순환하던 양기와 음기는 순환 경로를 이탈한다. 즉 하강해야 할 양기는 도리어 위로 상승하고, 상승해야 할 음기는 더 아래로 내려가 버린다. 그러면 질병이 발생한다. 양기가 상승하면 가벼우면 상기증, 심하면 화병을 일으키고, 음기가 하강하면 냉증을 일으킨다.

상기증의 원인

인체의 기운과 혈액은 생리적으로 많이 쓰는 곳에 몰린다. 예를 들면 생각을 많이 하면 머리에 몰리고, 운동으로 팔다리를 많이 쓰면 팔다리에 몰리고, 밥을 먹으면 소화를 위해 위장에 몰리고, 보는 것에 집중하면 눈에 몰린다.

생각을 많이 하는 동안 머리에 몰렸던 기운과 혈액은 생각을 쉬면 곧 아래로 내려가 다시 순환을 한다. 만약 생각을 쉬지 않고 계속하면 머리에 몰린 상황이 오랫동안 지속하며 결국 상기증이 발생하고 만다.

과거에 상기증은 화두를 깨치기 위해 온 정신을 집중하는 스님들의 병이라고 인식되었었다. '지혜 제일'로 불렸던 전강 스님의 경우가 대표적이다. 전강 스님은 화두를 깨치기 위해 전심전력으로 참선을 하다가 상기증이 발생하여 두통과 어지럼증으로 몹시 고생하였다. 여러 치료를 받았지만 모두 효과가 없다가 어느 한의사에게 단전호흡 처방을 받고는 단전호흡을 꾸준히 하여 상기증을 극복하였다. 그 후 전강 스님은 단전호흡의 전도사가 되었다.

스님들만큼은 아니더라도 정신을 집중하여 많이 쓰는 사람들에게 상기증이 많이 발생한다. 다만 강도의 차이가 있을 뿐이다. 머리를 많이 쓰는 정신노동자, 각종 시험에 시달리는 수험생, 정신적 스트레스가 강한 사람, 게임중독자에게 상기증이 많다. 스마트폰에 중독된 사람들도 상기증이 많은데 스마트폰은 머리와 눈을 함께 혹사하는 것으로 문제점이 매우 많은 기기이다. 생각을 적게 하고 머리를 쉬지 않는다면 상기증 환자가 폭증할 것이다.

상기증과 화병의 연관성

양기는 따뜻한 기운이며 상부에서 하부로 순환하면서 몸을 따뜻하게 하고 외부의 나쁜 기운이 인체에 침입하는 것을 방어하는 면역작용을 한다. 일반적으로 양기가 강한 사람이 면역력도 강하다. 그런데 양기가 지나치게 강하거나 혹 양기가 하강하지 않고 도리어 위로 상승하면 그것을 화기라고 부른다. 화기가 많으면 질병을 일으킨다.

> 기가 지나치게 남아돌면 화이다. 기가 상승하는 것은 화에 속한다.
> ─『동의보감』

양기가 너무 많으면 화기가 되고 양기가 하강하지 않고 도리어 상승하는 것도 화기가 된다. 상기증은 상승하는 기가 너무 많아서 하강하는 기가 적은 병증이다. 만약 상기증이 낫지 않고 심해지면 화병으로 발전한다. 여기서의 화병은 정신적인 화병을 포함한 광범위한 화의 질병을 말한다. 결국 생각을 쉬지 않고 오래 하면 상기증이 되고, 상기증이 낫지 않고 오랫동안 지속하면 화병으로 발전하는 것이다.

상기증과 화병의 증상

상기증과 화병의 증상은 전신에 나타나지만 가장 많은 곳은 인체 상부의 머리, 얼굴, 목, 가슴, 심장, 폐이다. 상기가 되면 심장에서 화가 일어나 목을 지나서 머리로 상승하기 때문이다. 그러면 얼굴이 붉어지고, 목이 뻣뻣하고 등이 당기니 혈압 상승과 유사한 증상이 나타난다. 또 머리가 어지럽거나 심한 두통, 눈이 마르고 침침한 것, 귀가 우는 이명증도 나타날 수 있다. 만성 두통, 이유 없는 어지럼증, 안면홍조, 안구건조증, 안구충혈, 잦은 이명증, 탈모, 피곤하면 편도가 붓는 것, 갑상선 질환, 혓바닥이나 입안에 염증이 잦은 구내염 등도 화기와 관련된다.

호흡기 증상도 나타난다. 상기가 되면 심장의 옆에 있는 폐에 기가 많이 몰리므로 폐가 답답하고 뜨거워져 기침과 천식이 발생한다. 폐에 과잉한 기를 내보내려고 내쉬는 숨이 많아지고 들이쉬는 숨은 적어지니 정상적인 호흡 리듬을 잃고 기침을 하면서 호흡이 급해지는 것이다.

심장은 가장 뜨거운 장부이며 정신을 주관한다. 상기로 인해 화기가 발생하면 심장을 자극해 마음이 편치 않고, 가슴이 번거롭고,

이유 없이 심장이 잘 두근거린다. 정신집중을 할 수 없고, 불면증이 발생하며, 꿈을 많이 꾸면서 잠자리가 편치 않다. 심할 때는 미쳐 날뛰는 전광 등의 정신병증도 나타난다.

인체 중간의 위장에도 병증이 나타난다. 인체는 상부의 입을 통해 들어온 음식물을 위장에서 소화한 후 위장의 기운이 아래로 하강하면서 소화된 것을 아래로 내려보내 영양분을 흡수하고 찌꺼기는 항문을 통해 배설한다. 음식물이 위로 들어와 위장의 기운을 따라 하강하여 아래로 배출되는 구조이다. 그런데 상기가 되면 위장의 기운이 하강하지 못하고 도리어 상승해 버리므로 소화가 안 되면서 트림을 하고 심하면 구역질이나 구토를 하게 된다. 신경을 많이 쓰면 소화가 안 되고 체기가 발생해 구역질이나 구토하는 것, 화를 내면 구토하는 것은 모두 위장의 기운이 상승해 발생한다.

화를 내면 기가 상승해 화를 일으킨다

기분이 나쁠 때 흔히 사용하는 표현 중에 '심기가 불편하다'는 말이 있다. 심기는 마음의 상태를 나타낸 말로 심기가 불편한 것은 마음이 불쾌한 것이다.

심기 즉 마음의 상태는 감정으로 표출된다. 『동의보감』에는 '모든 감정은 지나치면 화로 변해 상승한다'고 하였다. 감정이 지나치면 심기가 통하지 않아 울체하고, 심기가 울체하면 화를 일으켜 상승하는 것이다.

감정 중에 가장 급박하게 외부로 표출되는 것은 성내는 것 곧 화를 내는 것이다. 화를 내는 것을 성낼 노怒와 불 화火를 합해 노화怒火라고 한다. 노화가 많은 사람은 화를 잘 내는 사람이고 짜증을 잘 내는 사람이다. 노화는 가장 빨리 상승하여 인체 상부를 불태운다.

노화가 많으면 위에서 설명한 증상들이 강하게 나타나며, 심하면 피를 토할 수도 있고, 전혀 소화가 안 된 음식물이 대변으로 나오기도 한다. 또 갑자기 허리와 다리에 힘이 빠져 주저앉아 걷지 못할 수도 있다.

예전에 길거리에서 남편과 싸우다가 갑자기 주저앉아 일어서지 못했던 부인이 있었다. 다른 곳은 모두 정상이고 단지 다리에만 힘이 없었다. 이것은 갑작스런 노화로 인해 모든 기가 상부로 상승하여 인체 하부는 기가 부족해지므로 다리에 힘이 빠진 것이다. 이런 병증은 양방검사에서는 별다른 이상이 발견되지 않는데 화기를 하강시켜 주면 바로 회복된다. 그 부인은 화기를 풀어 주는 향부자와 급박한 증상을 완화하는 감초를 함께 사용하여 쉽게 회복되었다.

신경성 질환은 대부분 상기증과 화병이다

환자는 증상을 호소하지만 양방검사를 해도 이상이 발견되지 않는 질환에 '신경성'이라는 병명이 붙는 때가 많다. 신경성두통, 신경성위장병, 신경성설사, 신경성호흡곤란 외에도 많은 신경성 질환들이 있다. 의사들은 이런 환자에게 "신경을 많이 쓰지 마세요" 하고 권한다. 실제로 신경을 많이 쓰지 않으면 증상이 개선된다.

신경을 많이 쓴다는 것은 생각을 골똘히 집중하는 것이니 곧 머리를 많이 쓰는 것이다. 성격이 예민한 사람이 걱정거리나 고민이 많을 때 신경을 많이 쓴다. 쓸데없는 상상, 공상, 망상을 많이 하는 것도 머리를 많이 쓰는 것이니 신경을 많이 쓰는 것이다. 신경이 무딘 사람은 걱정이나 고민이 별로 없고, 쓸데없이 머리를 많이 쓰지도 않는다.

머리를 많이 쓰면 기운과 혈액이 머리로 몰리므로 상기가 잘되어 상기증이 발생하고 화병으로 발전할 수 있다. 즉 신경성 질환은 대부분 상기증과 화병에 속한다. 머리를 많이 쓰는 직업, 걱정이나 고민이 많은 사람, 정신적 스트레스가 많은 사람에게 다발한다.

현대인들은 정신노동을 많이 하며 정신적 스트레스가 많다. 육체노동이 적고 땀 흘리는 운동으로 열을 발산하는 일도 적어서 몸속에 과다한 열량이 쌓인다. 몸 안에는 음식 과다의 열량이 쌓이고 머리에는 정신 과다의 화가 쌓인다. 그래서 현대인에게 상기증과 화병은 늘어갈 수밖에 없는 질환이다.

상기증과 화병의 치료법

상기증과 화병의 치료는 먼저 상기된 기운을 하강시키고 화를 내려주는 것이 원칙이다. 강한 화기는 찬 것으로 화를 꺼야 하지만 그때도 기운을 하강시키는 치료를 겸해야 한다.

기가 올라가는 것은 화에 속하니 기가 내려가면 화가 저절로 내려간다.   – 『동의보감』

상기증을 치료하려면 무엇보다 생각을 줄이고 정신을 안정시키는 것이 중요하다. 그래야 머리로 몰린 기운이 풀어져 하강하기 시작하고 화기가 내려간다.

또 정신적 스트레스가 많을 때는 적극적으로 각자의 상황에 맞는 적당한 스트레스 해소법을 시행해야 한다. 예를 들면 친구들과 모여 떠드는 것, 매운 음식을 먹고 땀 흘리는 것, 노래방에서 실컷 노래하며 가슴 속의 화를 발산하는 것 등이다.

단전호흡이나 명상도 정신의 화를 끌어내리는 데 좋다. 운동은 하체운동을 많이 하면서 땀을 많이 흘리는 유산소운동이 가장 효과적이다. 속보로 걷는 것, 달리기, 자전거 타기, 등산 등이 좋고, 테니스, 스쿼시도 좋은 운동이다.

만약 강한 정신적 충격을 받아 스트레스가 심할 때는 먼저 유산소 운동을 하여 땀을 많이 흘린 다음 단전호흡을 하는 것이 좋다. 그럴 때 운동 없이 단전호흡만 하면 기운이 막혀 도리어 상기증이 더 심해질 수 있으니 주의해야 한다.

상기증과 화병을 음식이나 약물로 치료할 때에 가장 중요한 기미는 쓴맛과 차가운 기이다.

쓴맛은 기를 내려 주고, 찬 것은 해열한다.

ー 『본초구진』

맛이 쓰면서 찬 성미를 먹어야 상승한 기를 끌어내리고 화를 식힐 수 있다. 과거에는 화가 치받쳐 미쳐 날뛰는 사람에게 대황이라는 몹시 쓰고 찬 약을 다량으로 달여 먹여서 화를 진정시키는 방법이 있었다. 화가 심하지 않다면 쓴맛의 채소 같은 음식으로도 얼마든지 조절하는 것이 가능하다. 문제는 현대인들이 쓴맛을 싫어해 잘 먹지 않는다는 점이다. 과일은 음액이 많으면서 찬 성질이라 열을 식혀 주기는 하지만 단맛이 강하니 쓴맛처럼 화를 강하게 끌어내리는 작용이 없다. 쓰고 찬 것은 채소에 많으니 채소의 역할이 매우 크다.

쓴맛을 안 먹으면 상기증과 화병이 발생한다

한약을 싫어하는 사람들에게 왜 싫으냐고 물어보면 써서 싫다는 대답이 가장 많다. 한약은 왜 쓸까? 한약 처방에는 매운맛과 단맛, 그리고 쓴맛의 약이 많이 사용된다. 매운맛은 따뜻하고 발산하니 순환장애, 통증, 감기, 냉증 등을 치료할 때 많이 사용되고, 단맛은 허한 것을 보하므로 보약에 많이 사용된다. 그럼 쓴맛은 왜 많이 사용되는 것인가?

한약에 쓴맛이 많은 것은 그만큼 상기증과 화의 병이 많기 때문이다. 과거보다 현대에 훨씬 더 많다. 이유는 다양하나 음식과 관련해서는 평소에 쓴맛을 먹지 않는 것이 큰 원인이다. 현대인들은 양기와 관련된 단맛과 매운맛을 많이 먹는 반면 화를 꺼 주는 쓴맛은 먹지 않으니 당연히 화의 병이 많은 것이다.

쓴맛이 있는 음식은 채소와 차류, 그리고 각종 풀들이다. 채소는 약간의 쓴맛이 있고, 커피, 녹차 같은 차도 쓴맛이 있다. 풀은 대부분 쓰지만 식용하는 종류가 적다. 그러면 결국 식용하는 것은 채소와 차다.

불은 물로 끈다는 원칙을 생각하면 화를 끄는 데는 수분이 많은 것이 좋다. 채소와 나물은 쓰면서 차갑고 수분이 많으니 화병의 예방과 치료에 가장 좋은 음식이다. 상기증이나 화병이 있는 사람은 채소와 나물이 약이 된다.

쓰고 찬 성미라도 건조하면 치료 효과가 적다. 같은 쓴맛이라도 채소와 차류의 차이점은 수분을 보존하는 기능이다. 채소와 나물은 수분을 공급해 윤택하게 하지만 커피와 녹차는 이뇨작용이 있어 수분을 내보내고 건조하게 만든다. 땀을 많이 흘려 수분이 부족할 때는 커피와 녹차를 마시지 말라고 하는 이유이다.

채소와 차의 쓴맛 비교

쓴맛은 채소와 풀에 많다. 초근목피로 연명하던 보릿고개 시절에는 쓴맛을 많이 먹었지만 먹거리가 풍부한 현대에는 쓴맛이 절대적으로 부족하다. 채식보다 육식을 많이 할 때 쓴맛이 부족한 것은 당연한 일이다. 대신 현대인은 커피나 녹차 같은 쓴맛의 차를 많이 마신다. 채소와 차류는 모두 쓴맛이 있지만 작용 상 차이점이 크다.

채소의 특성은 약간 쓰고 담담하며 수분이 많은 것이다. 약간 쓰고 담담한 맛의 작용으로 소변으로 수분을 내보내지만 한편으로 수분을 보충해 주기 때문에 음액의 손상이 크지 않다. 이에 반해 차류는 소변으로 수분을 내보내지만 보충하지 못하며, 이뇨작용이 강하기 때문에 음액을 손상한다. 커피나 녹차는 이뇨작용이 커서 탈수를 유발할 수 있지만 채소는 수분을 보충해 탈수를 막아 준다. 이 점이 채소와 차류의 가장 큰 차이점이다.

음식에서 성분분석은 중요하지 않다. 감자의 탄수화물, 고기의 단백질 등 가장 많이 포함된 성분을 아는 것은 무방하나 수많은 종류의 소량 성분을 일일이 전부 알 필요가 없다. 식품에 포함된 소량 성분의 효능을 믿고 그 음식을 많이 먹다가 다량의 다른 성분 때문에 부작용이 날 수 있다. 그런데 강력한 성분이 비교적 다량 포함된 식품이라면 그 성분의 작용과 부작용을 알아두는 것이 좋다. 카페인이 다량 함유된 커피가 대표적이다.

커피의 카페인은 쓴맛의 효용성을 잊게 만들 정도로 강력하며 많이 포함되어 있다. 단순히 쓴맛을 먹으려고 커피를 즐기면 카페인에 중독되어 더 큰 문제를 야기한다. 녹차에도 카페인이 있지만 커피처럼 문제가 될 정도의 양은 아니다. 채소는 카페인이 없어 중독되지 않는다.

쓴맛은 사람을 단단하게 만든다

한의학의 고전인 『황제내경』에서는 쓴맛의 제1 작용을 견고함으로 표현하고 있다. 쓴맛은 사람을 견고하고 단단하게 만든다. 여기에는 몸의 기운과 혈액을 튼튼하게 만드는 것과 성격을 단련시키는 것의 두 가지 의미가 있다. 먼저 몸과 쓴맛의 관계부터 살펴보자.

인체에서 습기는 몸을 자양하면서 부드럽고 윤택하게 만드는 요소이나 습기가 지나치게 많으면 몸을 마치 물먹은 솜처럼 무겁게 만든다. 몸이 무겁고 축 늘어져 기운이 없으며 근육이 줄어들고 살이 연약해진다. 단단하지 못한 사람이 되는 것이다. 그럴 때 쓴맛을 먹으면 대소변을 통해 습기를 몸 밖으로 내보내 줄여 준다. 과잉된 습기가 줄어드니 인체는 견고하고 단단해지는 것이다. 습기와 열이 함께 있으면[습열] 쓰고 찬 것으로 습기와 열기를 함께 제거하고, 열이 없이 습기만 있을 때는 쓰고 따뜻한 것으로 습기를 제거한다.

양기는 인체에 활력을 주고 보호하는 기능을 하지만 지나치면 화기, 열기가 되어 인체를 손상한다.『동의보감』에 '화는 원기의 적이다'라고 하였다. 화기와 열기가 지나치게 많으면 인체의 기운과 혈액을 모두 손상한다. 예를 들면 열병을 앓으면 기운이 빠지면서 혈액이 부족해지는 것과 같다. 그런데 기운과 혈액을 모두 손상하더라도 보통은 수분이 포함된 혈액의 손상이 더 심하게 나타난다. 불기가 셀수록 물기가 더 빨리 마르는 것처럼 화기, 열기가 강할수록 혈액의 손상이 더 많은 것이다. 그때는 쓰고 찬 것으로 화기를 내리고 열을 식혀 주어야 한다. 열이 식으면 혈액의 손상이 멈추면서 다시 보충되어 몸이 건강해진다.

성격을 단련하는 쓴맛의 작용은 뒷부분에 나오는 '쓴맛과 정신'에서 살펴보자.

쓰고 찬 것은 습열을 제거한다

인체 구성의 70%는 물이다. 혈액, 진액, 침, 눈물, 소화액이 물이고 세포를 채우는 세포액도 물이다. 자연에서 물은 모습을 변화한다. 물이 냉기를 받으면 얼어서 얼음이 되고, 물이 열기를 받으면 수증기로 변해 습기가 많아진다. 인체에서 습기는 인체를 부드럽고 윤택하게 만들지만 지나치게 많으면 병증을 일으킨다.

습기가 많을 때의 특징은 축축하고, 무겁고, 밑으로 처지는 것이다. 가볍고 뽀송뽀송한 스펀지가 물기를 머금으면 무거워지고 탄력을 잃어 축 처지는 것과 같다. 인체도 습기가 지나치게 많아지면 몸이 무거워지고, 잘 움직이려 하지 않으며, 눕기를 좋아한다. 또 사지가 잘 부으면서 힘이 없어진다. 식후에 물을 많이 마시면 졸리고 나른한 식곤증이 발생한다.

습기와 열기가 결합한 것을 습열이라 하는데 체내에 습열이 많을 때 발생하는 질병은 매우 다양하다. 현대의 성인병들은 습열과 깊이 관련되어 있다.

> 달고 기름진 음식, 술, 구운 음식, 맵고 뜨거운 음식을 많이 먹으면 내부에서 습열이 발생한다.
>
> — 『경악전서』

현대인들은 고기와 달고 매운 것, 술을 많이 먹는다. 쌀을 대신하는 밀가루도 습열을 발생시키는 음식이다. 이런 음식들을 많이 먹기 때문에 현대인에게 습열병이 많은 것이다.

습열병은 습증 + 열증이니 위에서 말한 습증 외에 열증도 있다. 습열증이 있으면 얼굴이 붉고 푸석푸석하며, 머리가 맑지 않고 무엇으로 동여맨 것 같다. 관절이 약해지면서 붓고 아픈데 습도가 높거나 흐린 날씨에 증상이 심해지니 남들이 일기예보, 기상청이라고 부른다. 소변은 색이 진하고 붉고 탁해지며, 여자는 방광염, 남자는 전립선염이 자주 발생한다. 혈액에 습열이 쌓이면 담음과 어혈이 발생해 피가 탁해지고 순환장애가 발생한다. 위장에 습열이 쌓이면 신물이 넘어오고, 위장병과 역류성식도염을 일으킨다. 간에 습열이 쌓이면 간염이 되고 심하면 황달이 된다. 고혈압, 당뇨병, 비만, 탈모, 지루성피부염도 습열과 깊은 관계이다. 이 외에도 습열로 인한 질병은 매우 다양하다. 습열을 치료할 때는 쓰고 찬 것이 기본이다. 『본경소증』에 '쓴맛은 말려서 습기를 제거하고, 차가운 기는 열을 식힌다'고 하였다.

비만해지면 습열이 늘어난다

체중이 갑자기 늘었을 때의 특징은 몸이 무거워지고, 살이 물렁살이 되며, 열이 많아지는 것이다. 살이 찌면 표피가 두꺼워져 체내의 열이 밖으로 발산되지 않기 때문에 인체는 열이 많아진다. 따라서 말랐을 때보다 땀이 많이 흐르고 찬 것, 찬물을 좋아하는 특징이 있다.

비만은 곧 습열이 많아지는 것이다. 체중이 늘고 몸이 무거워지는 것은 습기가 많아진 것이고, 땀이 많이 흐르고 찬 것을 좋아하는 것은 열이 많아진 것이다. 비만이 만병의 근원이 된다는 말은 습열이 만병의 근원이 된다는 말과 같다. 비만과 비만으로 인한 질병의 치료는 먼저 습열부터 제거해야 한다.

유산소운동은 습열 제거에 효과적이다. 운동으로 땀을 많이 흘리면 몸속의 습기가 빠져나가고 체열을 낮춘다. 각종 성인병에 유산소운동이 효과적인 것은 습열을 제거해 주기 때문이다. 비만만을 대상으로 했을 때 운동만으로 감량하려는 것은 효과가 별로 없다. 운동으로 열량을 소모할수록 인체는 반대급부로 그만큼의 열량을 요구하게 되니 운동을 하면 입맛이 더 당겨 많이 먹게 되는 것이다. 그러면 근육이 발달하고 순환이 잘되어 몸은 건강해지나 체중은 줄어들지 않는다.

체중을 빼려면 무엇보다 먹는 양을 조절하는 것이 첫째이다. 둘째, 습열을 생산하는 고기, 밀가루, 달고 기름진 것, 술은 금지해야 한다. 셋째, 습열을 배출하는 쓴맛을 많이 먹어야 한다. 쓴맛은 대소변으로 습열을 내보낸다. 쓴맛은 채소에 있으니 채식을 많이 해야 하며, 채식이 싫다면 녹차나 커피 같은 차의 쓴맛이라도 이용해야 한다. 넷째, 담담한 맛은 소변으로 습열을 내보내니 싱겁게 먹어야 한다.

습기가 적은 사람은 쓴맛이 어울리지 않는다. 살이 마르고 단단한 사람, 피부가 건조한 사람은 몸에 습기가 없는 사람이다. 이런 사람이 쓴맛으로 습기를 내보내면 더 건조해질 수 있다. 차의 경우에 녹차나 커피는 음액이 부족하여 몸이 마르고 피부가 건조한 사람에게 맞지 않는다.

쓰고 찬 것이 항생제의 사용을 줄이는 약이다

현대는 항생제가 과용되는 시대이다. 특히 우리나라는 다른 나라보다 항생제 사용량이 유별나게 많다. 항생제를 남용하면 항생제에 내성이 생기기도 하고, 기존의 항생제로 치료되지 않는 슈퍼박테리아가 발생하여 치료를 어렵게 만들기도 한다. 이런 상황을 개선하려면 항생제를 남용하는 의사들의 인식부터 바꿔야 하겠지만 환경을 개선하는 것도 중요하다.

세균을 비롯한 모든 생물은 습하고 더울 때 즉 습열이 많을 때 잘 번식하고 활성화된다. 덥고 습한 여름에 곰팡이와 벌레들이 많아지는 것을 보면 알 수 있다. 지구온난화로 지구의 온도가 상승하고 많은 나라가 아열대 기후가 되면 세균의 공습도 더 심해질 것이다.

이러한 자연의 상황은 인체에도 똑같이 적용된다. 인체도 습열이 많아지면 세균이 좋아하고 잘 번식하는 환경이 되어 항생제 사용으로 이어질 수 있다. 체내의 습열을 줄이는 것이 항생제 남용을 줄이는 길이다. 단맛은 습열을 조장하니 습열을 줄이려면 무엇보다 단맛부터 줄여야 한다. ('단맛'을 참고)

덥고 습한 여름에는 제습기를 써서 습기를 제거하고 냉방기를 써서 온도를 낮추어야 곰팡이와 세균의 발생을 막을 수 있다. 제습기의 역할은 매운맛이 하고 냉방기의 역할은 쓴맛이 한다. 인체의 습열은 맵고 쓰고 찬 것으로 제거할 수 있으니 맵고 쓰고 찬 것이 면역력을 기르고 항생제의 사용을 줄이는 약이 된다.

현대인은 매운맛은 먹지만 쓴맛은 거의 먹지 않으니 쓴맛의 섭취

부족이 더 문제가 된다. 영양 상태와 생활환경이 좋은 나라에서 면역력이 저하되는 것은 단맛을 많이 먹는 대신 쓴맛을 먹지 않기 때문이다.

항생제는 직접 세균을 죽이지만 세균이 번식하기 좋은 환경을 바꾸지는 못하므로 먹으면 증상이 좋아졌다가 끊으면 재발하는 현상이 반복될 수 있다. 맵고 쓰고 찬 것으로 습열을 제거하면 세균이 잘 번식하는 환경을 개선할 수 있으니 항생제보다 더 근본적인 치료법이 된다.

쓰고 찬 것이 소염제이다

현대는 염증성 질환이 많다. 염증의 특징은 부종과 열이다. 예를 들면, 발을 삐어서 아픈 곳은 염증이 발생하는데 환처가 붓고 열감이 있다. 관절통도 염증이 있으면 붓고 열감이 있다. 피부에 염증이 있으면 열감과 함께 진물이 흐를 때도 있다. 치질 환자는 항문이 붓고 화끈거리며 아프다. 부은 것은 습기이고 열감은 열이니 염증은 곧 습열이 있는 것이다. 외부 타박 같은 경우를 제외하고 체내에 습열이 많아지면 염증이 잘 발생한다.

현대는 위염, 피부염, 구내염, 포도막염, 편도선염 등 염이란 글자가 붙은 질병이 매우 많다. 염의 한자는 불타오를 염炎이다. 글자를 풀어 보면 불 화火가 상하로 쌓인 것[火+火]으로, 불타고 있는 모양을 나타낸 것이다. 염증이란 곧 화가 불타고 있는 병증이란 의미이다. 어떤 원인으로 체내에 화가 발생하면 염증이 발생할 수 있다.

이상에서 습열증과 화증은 모두 염증을 발생시킨다는 것을 알 수 있다. 습열증과 화증의 공통점은 열이고, 다른 점은 화증에서는 붓는 습증이 없다는 점이다.

습열증과 화증을 치료할 때는 모두 쓰고 찬 약을 사용한다. 쓰고 찬 것으로 혈액의 열을 식혀주면 염증이 제거되니 쓰고 찬 것이 곧 소염제이다. 염증이 심하고 잘 낫지 않을 때, 여기저기 염증이 잘 생길 때, 염증이 나았다가도 자꾸 재발할 때는 쓰고 찬 약재를 사용해 치료한다. 이런 사람들은 평소에 쓰고 차가운 채소를 많이 먹으면 염증의 발생을 예방할 수 있다.

이런 치료법은 외용약에도 사용된다. 삐거나 타박상이 있거나 관절이 붓고 아플 때 쓰고 찬 약재인 치자나 대황을 붙이는 것, 피부염이 있을 때 황연이나 황금을 붙이는 것, 눈의 염증에 황연물을 점안하는 것 등이다.

씀바귀는 훌륭한 항생제이자 신경안정제이다

쓴맛을 줄이거나 제거한 개량 채소가 많은 시대에 쓴맛이 더 돋보이는 것이 씀바귀다. 대표적인 봄나물인 씀바귀는 강한 쓴맛만큼이나 약효 또한 훌륭하다.

씀바귀는 성질이 차갑고 맛이 쓰다. 쓴맛은 하강하고 찬 것은 열을 식혀 주니 씀바귀는 기운을 하강시키면서 열을 식혀 주는 작용을 한다.

겨울에는 추위를 이기기 위해 열이 나는 음식을 많이 먹는 대신 활동을 적게 하므로 몸속에는 습열이 만들어지기 쉽다. 겨울에 습열이 많이 쌓이면 봄이 되었을 때 입맛이 없고 몸이 나른해지는 춘곤증이 발생한다. 그럴 때 씀바귀를 먹으면 습열을 제거하여 입맛을 돋우고 기운이 나게 한다. 그러나 습열이 많지 않은 사람에게는 별로 효과가 없다. 씀바귀는 여름철에 먹으면 더위를 이기게 하는 효능도 있다.

씀바귀는 오장육부에 열이 많거나 열로 인해 발생한 병증에 훌륭한 약이 된다. 염증이 있을 때 많이 먹으면 염증을 치료하고, 염증이 자주 발생할 때 자주 먹으면 염증을 예방한다. 특히 소화기와 비뇨기의 염증성 질환, 인후염, 구내염, 기관지염 등에 좋다. 또 유선염, 습진, 상처 난 피부에 씀바귀를 찧어서 붙이면 염증을 제거하고 상처를 치료한다.

심장에 열이 많거나 상기증과 화병이 있는 사람은 두통이 잦고 머릿속이 혼란하며 정신을 집중하기 힘들다. 기억력이 저하되고 시력도 감퇴한다. 그럴 때 쓴맛의 씀바귀를 먹으면 상승한 기를 내려 주고 심장과 머리의 열을 가라앉힌다. 그러면 머리가 맑아지고 총명해지며 시력도 좋아진다. 씀바귀는 정신적 스트레스의 화가 많은 현대인과 수험생에게 훌륭한 신경안정제이자 총명탕이 되는 것이다.

씀바귀는 쓰고 차가우니 열이 없는 사람이 한 번에 많이 먹거나 너무 오랫동안 먹으면 양기를 해칠 수 있다. 비위가 허약하여 입맛이 없으면서 소화불량인 사람, 잘 체하는 사람, 속이 냉하여 설사를 자주 하는 사람은 씀바귀를 많이 먹으면 안 된다.

쓴맛과 소화기

음양론에 절대적인 것은 없다. 쓴맛이 소화기에 작용할 때도 좋은 작용과 나쁜 작용이 있다. 위장병은 위장에 습열이 많을 때 발생한다. 습열이 많을 때는 습기가 더 많을 때와 열기가 더 많을 때를 구분해야 한다.

평소에 단맛을 즐겨먹거나 몸에 필요한 수분보다 더 많은 물을 먹으면 위장에 습기가 많아진다. 그러면 위장이 늘어지고 무력해져 입맛이 없고 소화 장애를 일으킨다. 그럴 땐 습기를 뭉치게 하는 단맛과 물 마시기를 주의해야 한다.

평소에 매운맛을 즐겨 먹는 사람은 위장에 열기가 많아지고 뜨거워진다. 그러면 소화가 잘되고 잘 먹지만 조금만 심해져도 위산과다와 속쓰림이 발생하고 입이 마르기 쉽다. 열기가 많은 위장에는 매운맛이 가장 나쁘다.

습기와 열기가 모두 많으면 역류성식도염이 발생하는데 특징은 신물이 자주 넘어오고, 트림을 하며, 입이 말라 찬물을 좋아하는 것이다. 습열을 일으키는 밀가루, 술, 달고 기름진 것, 매운 것이 가장 나쁘다. 역류성식도염은 밤에 과식하면 안 되니 밤에 과식하는 습관이 있으면 약을 오래 먹어도 낫지 않는다. 이러한 습열성위장병에 고미성 건위제(쓴맛의 위장병약)를 쓴다.

봄의 춘곤증에 입맛이 없을 때는 쓴맛의 봄나물이 약이다. 겨울에는 추위를 견디려고 따뜻하고 열이 많은 음식을 많이 먹기 때문에 위장에 습열이 쌓여서 봄까지 이어진다. 겨울철에 차가운 동치미를 먹는 것은 되도록 습열이 쌓이지 않게 하려는 선조들의 지혜이다. 그럼에도 봄은 위장에 습열이 많다. 봄에는 양기가 살아나며 활발하게 활동해야 하는데 습열이 너무 많으면 양기를 억눌러 기운이 없이 나른하며 입맛이 떨어진다. 그때는 쌉싸름한 봄나물이 보약이다. 봄나물은 쓴맛이 있어 위장의 습열을 제거하는 한편 봄의 상승하는 양기를 품고 있어 인체의 부족한 양기를 더해 준다.

사계절 중에 장마철은 무덥고 비가 많이 내려 습열이 가장 심한 계절이다. 외부환경의 습열은 인체를 침범하기 때문에 체내도 습열이 많아진다. 거기에 음료수를 많이 마시면 습열이 더 심해진다. 장마철이면 유난히 몸이 무겁고 입맛이 없고 소화가 안 되는 사람은 쓴맛의 채소와 함께 담담한 맛을 먹어서 습열을 제거해야 한다.

쓴맛과 뼈 건강

큰 건물은 철골구조로 되어 있다. 인체에서 건물을 지탱하는 철골의 역할을 하는 것은 뼈인데 뼈는 체내 정혈의 정기가 모인 곳이다. 뼈들 사이는 연골로 이루어진 관절이며, 관절은 적당한 습기가 있어야 윤기 있고 부드럽게 움직인다. 관절에 윤기가 너무 부족하면 퇴행성관절이 되어 움직임이 부자연스럽고 통증이 발생한다.

반대로 습기가 너무 많아도 관절은 나빠진다. 습기가 너무 많아 습열이 되면 뼈와 관절이 약해지는 것이다. 예를 들어 덥고 습한 날이 계속되면 쇠가 쉽게 녹이 슬고 약해지는 것과 같다. 특히 습열이 많아지면 관절은 염증이 생기기 쉬우며 붓고 통증이 발생한다. 비만한 사람은 습열이 많아 관절질환도 많다. 그럴 때 쓴맛을 많이 먹으면 습열을 제거되어 살이 빠지면서 뼈와 관절이 건강해진다. 그러나 몸이 마른 사람이거나 습열이 없을 때 쓴맛을 과다하게 먹으면 골수와 관절의 윤기도 마를 수 있으니 주의해야 한다.

먹거리가 부족하던 시절에 육체노동량이 많고 영양 보충이 부족했던 사람들은 관절에 윤기가 부족해 무릎, 허리 등에 퇴행성관절질환이 많았다. 나이가 들수록 키가 작아지고, 허리가 굽고, 관절통도 심하였다. 그럴 때 윤기를 말리는 쓴맛은 적당하지 않다. 그런데 현대인들은 영양 과잉에 육체적 노동이 부족하여 비만과 붓고 아픈 염증성 관절통이 많다. 그때는 쓴맛이 적당하다. 많이 먹어 비만하면서 육체노동이 부족한 사람에게 쓴맛은 뼈와 관절을 보호하는 약이 된다.

퇴행성관절에는 닭발이 좋다(?)

한의학에는 동물의 일정 부위를 먹어서 사람의 질병을 치료한다는 이론이 있다.

첫째는 동물이 일정 부위를 먹어서 사람의 같은 부위를 보하는 것이다. 예를 들면 동물의 피를 먹으면 사람의 피를 보하고, 동물의 뼈를 먹으면 사람의 뼈를 보하고, 동물의 간을 먹으면 사람의 간을 보한다.

둘째는 동물의 장기와 한약재를 함께 먹으면 약재의 기운이 사람의 장기에 작용하는 것이다. 예를 들면 눈이 나쁠 때 한약재와 동물의 간을 함께 먹으면 약재의 효능이 사람의 간에 작용하여 눈을 치료하는 효과가 좋아진다.

시중에는 닭발이 퇴행성관절에 효과가 있다는 설이 있다. 활동력이 많은 닭의 발로 사람의 뼈와 관절을 보한다는 의미에서 일정 부분 일리가 있다. 그러나 닭발에는 기름기가 매우 많다는 점도 생각해야 한다.

어떤 노인이 무릎이 아팠다. 친구가 퇴행성관절 통증에 닭발이 좋다는 말을 하였고, 그 노인은 커다란 통에 닭발을 가득 넣고 고아 먹은 후 무릎 통증이 조금 줄어들었다. 그러자 다시 닭발을 고아 먹기를 세 번 하였는데 그즈음 혈액검사를 하니 콜레스테롤 수치가 급상승하여 위험 수준이란 진단을 받았다. 무릎 통증이 조금 나아졌을 때 그만 먹었어야 했는데 지나치게 과용하여 고지혈증이란 다른 병이 발생한 것이다. 이 경우처럼 어떤 것을 오래 먹으면 하나가 낫더라도 반드시 다른 질병이 발생할 수 있다는 점을 알아야 한다.

닭발과 같은 음식 재료도 그러한데 작용이 강한 약재는 어떻겠는가? 부작용이 전혀 없는 약은 존재하지 않는다. 아무리 좋은 약도 오래 먹으면 부작용이 발생한다. 양약의 과용은 한약보다 부작용이 훨씬 더 심각하다.

개량 채소는 쓴맛이 약하다

쓰고 찬 성질을 가진 음식 재료가 필요할 때 일차적으로 선택할 수 있는 것은 채소이다. 그런데 수출입이 자유로운 국제화 시대에 사는 현대에는 같은 이름의 채소라도 과거의 것과 현대의 것이 다르다는 것을 알아야 한다.

한의 서적에 적혀 있는 맛이나 효능을 비교적 잘 간직하고 있는 것은 토종 채소들이다. 그런데 현대는 토종 채소들이 배척 받고 있다. 생산자의 경제적 측면과 구입자의 기호 모두에 적당하지 않기 때문이다.

일단 토종 채소들은 쓴맛이 강하거나 매운맛이 강한 편이다. 예를 들면 토종 상추는 쓴맛이 강하고, 토종 무는 매운맛이 강하다. 이들을 약으로 이용할 때는 상황에 따라 사용하니 문제가 없겠지만 일상적으로 먹을 때는 문제가 발생한다. 사람들은 상추의 쓴맛을 싫어하고, 무도 매운맛의 무보다 단맛의 무를 좋아한다. 그런 상황이니 판매자는 쓴맛, 매운맛을 줄이고 단맛을 늘린 개량종 혹은 수입종을 생산해 판매하는 것이다.

상추는 옛날 책에 맛이 쓰다고 되어 있는데 요즘 상추를 먹어 보면 쓴맛이 거의 없고 오히려 달다고 느껴진다. 이런 개량종 식품들은 과거와 다른 효능을 나타낼 수밖에 없으니 맛은 좋아지나 약효는 적어지는 것이다.

또 토종 채소는 개량종보다 크기가 작고 무게가 덜 나가니 경제적 측면에서 판매자가 좋아할 수 없다. 그러나 '작은 고추가 맵다'는 옛말처럼 작은 토종이 개량종보다 효능은 더 세다. 채소는 쓰고 찬 성질을 먹는 것이다. 채소에서 해열, 정신 안정, 염증 제거, 해독 등의 약효를 원한다면 토종 그대로의 것이 훨씬 좋다.

쓴맛과 매운맛은 정반대의 성미이다

한의학은 이론 형성의 초기부터 모든 질병은 기의 순환이 원활하지 않을 때 발생한다고 생각했다. 그래서 기를 잘 순환하게 하는 것이 치료의 목표였다. 치료 처방을 구성할 때도 약물의 기미를 파악하여 막힌 기를 잘 통하게 하는 약재를 우선 사용했다.

> (질병을 치료하는) 처방은 먼저 질병이 깊은지 얕은지 헤아리고, 식물과 광물의 차갑고 따뜻함과 약의 다양한 맛을 살펴 다섯 가지 쓴맛과 여섯 가지 매운맛을 구별하고, 수기水氣와 화기火氣가 최고의 조화를 이루도록 조제하여 막힌 곳을 통하게 하고 맺힌 곳을 풀어서 편안한 상태로 돌아가게 하는 것이다. 이러한 마땅함을 잃어버린 사람은 열기熱氣에 열기를 더하고, 한기寒氣에 한기를 더하니, 정기가 안에서 손상된다.
>
> — 『한서예문지』

음기와 양기는 실체가 없고 눈에 보이지 않아 표현에 어려움이 있다. 한의학에서는 음기와 양기의 작용을 설명할 때 실체가 있어 눈에 보이는 물과 불을 사용해 상징적으로 표현하였다. 물의 수기는 음기를 상징하고 불의 화기는 양기를 상징한다. 물은 차갑고 아래로 흐르니 음기는 하강하고, 불은 뜨겁고 위로 치솟으니 양기는 상승한다.

질병은 어떤 원인으로 체내의 기가 순환이 막히고 뭉치면 발생한다고 하였다. 수기와 화기가 조화를 이루게 하여 막힌 것을 통하게 하고 맺힌 곳을 풀어 준다는 것은 곧 음기와 양기의 순환이 상하 좌우로 원활하게 흐르도록 한다는 뜻이다.

질병의 치료는 먼저 진단을 정확히 한 후에 약재를 사용해 처방하는데 약재의 차갑고 따뜻한 성질과 다양한 맛(오미)을 분석해 사용한다. 곧 약재의 기미를 분석해 병증에 맞게 사용하는 것이다.

오미 중에서는 쓴맛과 매운맛만을 언급하고 있는데 이는 쓴맛과 매운맛이 음양의 맛을 대표하기 때문이다. 쓴맛은 음의 맛을, 매운맛은 양의 맛을 대표한다. 실제로 한약 처방은 보약에 많이 쓰는 단맛을 제외하고 일반 처방은 이 두 맛의 사용 빈도가 가장 높다.

쓴맛과 매운맛을 비교해 보면 음기, 양기에 대한 이해가 쉽다. 두 맛 모두 각각 따뜻하고 차가운 것이 있지만 쉬운 비교를 위해 매운맛은 뜨거운 것, 쓴맛은 차가운 것을 기본으로 한다.

매운맛	쓴맛
- 양의 맛을 대표한다	- 음의 맛을 대표한다
- 따뜻한 것, 뜨거운 것이 많다	- 차가운 것, 서늘한 것이 많다
- 상승, 상기 작용이 강하다	- 하강, 하기 작용이 강하다
- 발산작용, 밖으로 퍼진다	- 응축작용, 안으로 깊이 들어간다
- 분열작용, 조직을 풀어 헤친다	- 응고작용, 조직을 오그라뜨린다
- 촉진작용, 기혈의 순환을 촉진한다	- 억제작용, 기혈의 순환을 억제한다
- 발열 작용, 열이 나게 한다	- 해열 작용, 열을 식혀 준다.
- 흥분작용, 심장과 정신을 흥분시킨다	- 진정작용, 심장과 정신을 진정시킨다
- 참을성이 없고 화를 폭발시킨다	- 참고 억누르게 한다
- 쓰고 차가운 것을 제어한다	- 맵고 뜨거운 것을 제어한다

이처럼 반대되는 성미가 있으므로 기의 순환을 조절할 때 매운맛과 쓴맛을 많이 사용하는 것이다. 평소의 식습관에도 이 원칙을 생각해 보아야 한다. 맵고 뜨거운 것을 많이 먹으면서 쓰고 차가운 것을 먹지 않을 때 인체의 생리 변화는 어떻게 될까? 또 그 반대의 경우는?

맵고 뜨거운 음식을 즐기는 사람은 인체도 뜨거워지니 쓰고 차가운 것을 먹으면 열로 인한 질병을 예방하고 치료할 수 있다. 현대인들은 매운맛의 과용으로 인한 질병이 많으니 쓴맛이 약이 될 때가 많다. 쓴맛을 즐기는 사람은 그 정반대이지만 주위에 별로 없으니 설명을 생략한다.

쓴맛과 매운맛을 함께 먹으면 막힌 것이 통하여 하강한다

매운맛과 쓴맛은 정반대의 성미이다. 그런데 한약 처방에는 매운맛의 약재와 쓴맛의 약재를 함께 사용한 것이 매우 많다. 정반대의 성미를 함께 쓰는 것은 매우 유용한 치료법이다. 쓴맛과 매운맛을 함께 먹었을 때의 작용은 다양하나 대표작용은 막힌 것을 개통하고 하강시키는 것이다.

쓴맛과 매운맛으로 기를 통하게 하고 하강시킨다.

－『온병조변』

기가 순조롭게 흐르지 못하여 막히고 울체하면 질병이 발생한다.

울체한 기간이 짧고 단순히 뭉친 증상만 있을 때는 매운맛으로 발산하여 막힌 것을 뚫으면 낫는다. 그런데 울체한 기간이 오래되거나 상기되거나 열증이 나타날 때는 매운맛으로 뚫어 주는 한편 쓴맛으로 기를 하강시켜야 치료된다.

식체를 예로 들면, 식체 초기에는 매운맛이 들어간 소화제로 뚫어 주면 금방 낫는다. 그런데 식체가 오래되거나 발열을 동반하면 매운맛의 약재에 쓴맛의 약재를 섞어 주어야 한다. 구토가 심하면 기의 상승이 심한 것이니 역시 쓴맛을 조금 넣어 준다.

이 밖에도 다양한 증상에 쓴맛과 매운맛을 함께 쓴다. 정신적 스트레스로 인한 신경성 질환, 기운과 혈액의 울체가 오래되어 상기되고 열증이 나타날 때 사용하며 특히 암처럼 몸속에 덩어리가 발생한 병증에 덩어리를 풀어서 제거하는 데도 응용할 수 있다. 두 맛을 함께 먹으면 먼저 뚫는 작용을 한 다음 나중에 하강하는데 열기가 있는 매운맛이 먼저 작용하고 차가운 쓴맛이 나중에 작용하기 때문이다.

증상에 따라 맛을 조절해 치료할 수 있다. 매운맛이 더 강하면 개통작용이 더 크고, 쓴맛이 더 강하면 하강작용이 더 크다. 뭉친 증상이 많을 때는 매운맛을 더 넣어 뚫어 주고, 상기증과 열증이 많을 때는 쓴맛을 더 넣어 해열하며 기를 내려 준다.

기의 울체는 전신에서 나타나는데 상부가 막히면 매운맛을 더 많이 넣어 약이 상부에 작용하도록 하고, 하부가 막히면 쓴맛을 더 많이 넣어 하부에 작용하도록 한다.

또 어떤 질병이라도 열성 변비가 심할 때는 쓰고 차가운 것을 더 많이 넣어 하강작용을 강화해 대변을 배출시키고 대장을 청소해야 한다. (단, 대변이 돌처럼 단단해 파내야 할 때는 짠맛을 넣는다. '짠맛'을 참고)

쓴맛의 채소와 매운 양념의 조화가 질병을 치료한다

현대인들은 습열로 인한 질병이 아주 많다. 습열을 제거할 때는 쓴 맛과 매운맛을 함께 쓰는 것이 기본이다. 단, 성질은 차가워야 한다.

> 습열은 쓰고 맵고 차가운 것이 아니면 풀리지 않는다.
>   – 『임증지남의안』

매운맛은 습기가 뭉친 것을 풀어 주는 한편 습기를 건조하게 말린다. 쓰고 차가운 것은 열을 식히는 한편 습기를 아래로 내려보내 제거한다. 현대는 습열로 인한 병증이 매우 다양하고 증가하는 추세이므로 쓰고 맵고 차가운 것의 사용도 점점 많아지고 있다.

쓴맛과 매운맛의 약물을 함께 사용하여 병을 치료하는 방법은 음식으로 병을 치료하는 약식동원에도 고스란히 적용한다. 채소는 쓰고 차가우며 수분이 많고, 매운 양념은 맵고 뜨거우며 건조하다. 쓴맛의 채소를 맵게 양념하여 먹으면 다양한 질병에 적용하는 좋은 음식이자 약이 된다.

첫째, 정신적 스트레스가 심하여 울체한 증상에 사용한다. 신경성 두통, 신경성위장병 등에 응용한다.

둘째, 여기저기 덩어리가 뭉치고 쌓이는 것이 많을 때 사용한다. 혈액을 맑게 청소하여 혈관벽에 끼는 찌꺼기를 제거한다. 고지혈증, 동맥경화, 심장병을 예방하고 치료한다.

셋째, 습열이 많아 발생한 병증에 응용한다. 비만, 당뇨병, 고혈압, 만성부종, 만성염증, 만성피부병, 붓고 아픈 관절통, 주색을 밝히는 사람, 과음으로 주독이 쌓인 병증 등에도 적용한다.

일례로 비만 환자에게는 쓰고 맵고 차가운 것이 약이 된다. 살을 빼려고 채식을 하면서도 단맛이나 신맛을 많이 먹으면 습열이 정체되어 살이 잘 빠지지 않는다. 같은 채식을 하더라도 쓴맛과 매운맛을 많이 먹어야 습열이 제거되면서 부종이 사라지고 살이 잘 빠진다. 복부지방, 내장지방이 많은 사람은 반드시 쓴맛과 매운맛을 함께 많이 먹어야 지방을 줄일 수 있다.

쓴맛이 과다했을 때의 부작용

쓴맛이 지나치면 위장을 손상한다

비위의 소화기는 생리적으로 단맛과 따뜻한 것을 좋아하고, 쓴맛과 차가운 것을 싫어한다. 단맛은 위장을 보하고 따뜻한 성질은 위장을 따뜻하게 만들어 소화를 돕기 때문에 좋아한다. 반면 쓴맛의 긴장성은 위장의 활동력을 위축시키고 찬 성질은 위장의 온도를 식히고 양기를 억눌러 소화를 방해하기 때문에 싫어한다. 『본초강목』에는 '쓰고 차가운 것은 비위를 손상한다'고 하였다. 그런 현상은 뱃속에 냉기가 있는 사람에게 더 잘 나타난다.

뱃속이 차갑고 위장이 허약한 사람이 쓴맛을 많이 먹으면 입맛을 잃어버리고 심하면 구토를 한다. 또 찬 것을 먹으면 뱃속에 냉감이 들며 심하면 설사를 하고 체온도 낮아진다. 그런 사람은 평소에 찬 것을 먹지 않아야 하는데 특히 냉커피, 냉녹차처럼 차면서 쓴맛을 가진 것이 가장 나쁘다.

위장이 허약하고 냉한 사람이 생채소를 많이 먹으면 배가 살살 아프거나 대변이 물러지고 설사를 할 수 있다. 그럴 때 탈 없이 채소를 먹는 방법이 있다. 생채소는 소량이라도 쓴맛이 있고 성질이 차가우니 생채소의 쓴맛과 냉기를 감소시킨 후 먹는 것이다. 채소를 국에 넣고 끓여 먹는 것은 가장 기본이고 뜨거운 물에 담가 데친 후에 먹거나 아니면 삶거나 쪄서 익혀 먹는다. 그러면 냉기와 쓴맛이 함께 감소하여 안심하고 먹을 수 있다. 일반적으로 시금치는 물에 데쳐서 먹고 호박잎과 가지는 쪄서 먹지만 다른 채소도 쪄서 익혀 먹으면 매우 좋다. 양배추, 당근, 오이뿐만 아니라 생나물도 쪄서 먹는다. 채소를 가열하면 비타민이 파괴되어 나쁘다는 이론은 기억 속에서 지워야 한다. 채소를 생으로 먹고 부작용이 발생하는 것보다 영양소는 조금 감소하더라도 채소를 익혀 먹어서 얻는 이익이 훨씬 크다. 또 채소를 매운 양념과 함께 먹으면 냉기를 제거하고 위장을 따뜻하게 하니 더욱 좋다.

쓴맛과 정신

쓴맛은 급한 마음을 진정시킨다

쓴맛은 긴장시키는 작용이 있다. 적당한 쓴맛은 나약하고 늘어진 사람을 단단하게 만드는 작용을 한다. (200쪽 '쓴맛은 사람을 단단하게 만든다'를 참고)

쓴맛은 하강하며 화를 식혀 주니 상기증과 노기가 많은 사람에게 최고의 약이다. (196쪽 '상기증과 화병의 치료법'을 참고)

쓴맛은 흥분을 가라앉히고 과항진된 심장박동을 늦추고 진정시킨다. 짜증이 많은 사람, 흥분을 잘하는 사람, 얼굴이 붉고 성격이 급한 사람, 툭하면 시비를 걸고 싸우는 사람, 화가 나면 눈이 뒤집어지고 주먹부터 나가며 칼부림을 하는 사람, 인내심과 참을성이 매우 부족해 일단 저지르고 나서 후회하는 사람, 무서운 것이 없이 천방지축 날뛰는 사람, 변덕이 심하고 감정 기복이 심한 사람은 모두 쓴맛을 많이 먹어서 마음을 진정시켜야 한다.

반대로 우울하고 위축된 사람, 자신감이 없고 주눅 들어 보이는 사람, 소극적이고 발표력이 부족한 사람, 야단맞으면 더 위축되어 버리는 사람, 너무 신중하고 느려 답답해 보이는 사람은 쓴맛을 많이 먹으면 안 된다.

단맛 쓴맛을 다 본 사람이 강해진다

성격과 쓴맛과의 관계를 살펴보자. 인생을 살아가면서 어려운 일을 많이 겪은 사람들이 흔히 하는 말이 '인생의 단맛, 쓴맛을 다 보았다'는 것이다. 단맛은 좋은 일, 쓴맛은 나쁜 일을 의미하니 곧 온갖 고락을 겪었다는 의미이다. 반면 온실 속의 화초처럼 보호 받고 자라고 평탄하게만 살아 힘든 일을 겪어 보지 않은 사람들도 있다. 어려운 일을 겪어 본 사람과 평탄하게만 살아온 사람이 있다고 가정해 보자. 두 사람 모두 갑자기 힘들고 어려운 일에 당면하게 되었다면 그 어려움을 잘 이겨낼 사람은 누구일까? 당연히 힘든 일을 많이 겪어 본 사람이다. 과거에 어려움을 극복했던 경험이 현재의 어려움을 극복하는 힘을 주는 것이다. 인생의 쓴맛을 겪어 봐야 나중에 힘든 일도 잘 이겨내는 힘이 생긴다.

사람들은 보편적으로 단맛을 좋아하고 쓴맛을 싫어한다. 좋아하는 단맛만 먹고 자란 사람은 성격이 나약하고 늘어지며 참을성이 없다. 적당히 쓴맛을 먹고 자라나야 무엇보다 참을성이 길러지고 성격이 단단하고 강인해진다. 쓴맛이 사람을 단단하고 강한 성격으로 만드는 것이다.

쓴맛을 먹으면서 인생의 재기를 노린다

대개의 사람은 크든 작든 성공과 실패와 반복하며 살아간다. 단 한 번의 실패도 없는 평탄한 인생은 없다고 해도 과언이 아니다. 큰 실패를 해서 좌절한 사람은 다시 재기하여 성공할 수 있다는 의지를 갖는 것이 중요하다.

'와신상담臥薪嘗膽'이라는 유명한 고사성어가 있다. 땔나무 위에서 잠을 자고 쓸개의 맛을 본다는 뜻이다. 편안한 잠자리 대신 거칠고 딱딱한 땔나무 위에서 잠을 자고, 맛있는 것을 먹는 대신 싫어하는 쓴맛의 쓸개를 맛보는 이유는 무엇인가? 그것은 스스로 괴로움을 자처하면서 자신이 실패한 원인을 살펴보고 새롭게 세운 목표를 항상 잊지 않도록 가슴에 되새기며 성공을 위해 자신을 단련하고 노력하려는 뜻 때문이다. 그래서 와신상담은 보통 목표를 이루기 위해 굳은 결심을 하고 노력하는 것을 표현할 때 사용한다.

실패 후에 좌절하여 모든 것을 포기해 버린 사람은 영원히 재기할 수 없다. 실패를 딛고 일어서서 다시 성공하려면 목표를 정확히 세운 후에 그것을 이루겠다는 굳은 의지를 갖고 노력을 지속해야 한다. 그런 시기에는 쓴맛을 자주 먹으면서 목표의 성공을 되새기고 자신을 단련한다면 다시 재기할 수 있는 큰 힘을 얻을 것이다.

기는 항상 우리 곁에 있다

한의학과 서양의학을 비교할 때 가장 큰 차이점은 기氣에 관한 것이다. 서양의학은 기 자체를 전혀 인정하지 않고 있으며 기가 흐르는 통로인 경락부터 시작해 양기, 음기 같은 기본적인 개념조차 무시하고 있다. 한의사로서 기가 막힐 노릇이다. 한의학은 이론이 뛰어나고 임상에서 효과도 좋은데 서양의학의 기세에 밀리고 세력이 약하다는 이유만으로 이런 대접을 받아야 하는가 생각하니 기분이 나빠지면서 슬슬 심기가 불편해졌다. 아주 가끔은 이런 상황에 분기탱천하여 주먹으로 벽을 때리기도 하고, 노기가 치솟아 옆 사람에게 화를 낸 적도 있다. 화기가 오르면 얼굴이 빨개지고, 열 받아 뜨거워진 몸과 마음의 열기를 식히려고 찬물을 많이 마시니 뱃속에는 냉기가 들어차 배가 아프고 간혹 설사도 하였다. 상황은 개선되지 않고 시간만 흘러가니 시간이 흐를수록 사기는 저하되고 몸의 기운이 빠지면서 점점 허약해져 생기를 잃어 갔다. 소화가 안 되고 가끔 체기도 발생하였다. 그러나 국민들에게 한의학을 널리 알리려는 신념을 되새기니 원기가 회복되어 다시 글을 쓰고 있다.

이상의 짧은 글에서 기氣라는 글자가 모두 몇 번 사용되었는지 세어 보자. 기, 양기, 음기, 기분, 심기, 분기, 노기, 화기, 열기, 냉기, 사기, 기운, 생기, 체기, 원기 등등. 이 밖에도 우리는 일상생활에서 수없이 '기'라는 글자를 사용하고 있다.

기는 항상 우리 곁에 있는 것이니 기를 아는 것은 어렵지 않다. 위의 글을 읽으면서 큰 무리 없이 해석했다면 이미 기를 잘 알고 있는 것이다. 기를 알고 한의학의 관점을 받아들이면 일상생활과 건강 유지에 큰 도움이 될 수 있다.

8장

짠맛에
대하여

짠맛

짠맛은 단단하게 굳은 것을 연하게 만든다

짠맛의 대표작용은 단단하게 굳은 것을 연하고 부드럽게 만드는 것이다. 소금을 예로 들면 뻣뻣한 채소는 소금을 뿌려 두면 연해진다. 김치 담글 때 아무리 뻣뻣한 배추라도 소금을 뿌려 두거나 소금물에 담가 두면 물러진다. 오이를 비롯한 다른 채소들도 모두 그렇다. 이런 현상은 소금으로 인한 삼투압 때문이다. 삼투압은 농도가 낮은 쪽에서 농도가 높은 쪽으로 수분이 이동하는 현상이다. 배추에 소금을 뿌려 두면 농도가 낮은 배추의 수분이 배추 밖으로 빠져나오므로 배추가 물러지고 연해지는 것이다. 이런 작용은 인체 내에서도 이루어진다. 한의학에서는 체내에 단단히 굳어 있는 덩어리를 눅여서 빼낼 때 짠맛의 약물을 사용한다.

첫째, 짠맛은 열성 변비가 심할 때 사용한다. 체내에 열이 많으면 장이 건조해져 대변이 굳고 단단해지므로 잘 배출되지 않는다. 변비가 심하지 않으면 쓰고 차가운 변비약을 사용하고, 변비가 조금 심할 때는 외부 관장약으로 배출한다. 그런데 변비가 아주 심할 때는 대변이 돌처럼 딱딱하게 굳어 꽉 막혀 있으니 변비약, 관장약도 소용이 없다. 그때는 대변을 손가락으로 파내야만 한다. 그럴 때는 쓰고 차가운 변비약에 반드시 짠맛이 강한 약물을 가미해야 단단한 것을 눅이고 연하게 만들어 대변을 배출할 수 있다. 소금 계열의 망초芒硝라는 짠맛의 약물을 사용한다.

시중에 알려진 변비약은 동규자, 알로에, 다시마, 함초 등이 있는데 적응증이 맞아야 효과가 크고 부작용이 적다. 동규자와 알로에는 쓰고 차가운 성미이니 열성 변비에 사용할 수 있다. 그런데 대변이 매우 단단하게 굳어 있으면 효과가 작다. 그때는 짠맛을 가진 함초나 다시마를 사용해야 한다.

변비가 심할 때는 쓴맛과 짠맛을 함께 복용하는 방법이 유용하다. 짠맛으로 대변을 부드럽게 눅여 주면서 쓴맛으로 아래로 하강시키는 방법이다. 위의 것을 함께 복용할 때 열이 많으면 동규자와 알로에의 양을 늘리고, 대변이 딱딱한 것이 심하면 함초와 다시마의 양을 늘려 복용한다.

그러나 모든 변비에 짠맛이 좋은 것은 아니다. 기가 울체된 변비, 잘 먹지 않아 허약하고 진액이나 혈액이 부족한 변비, 몸이 차가워 발생한 냉비冷秘 등에는 짠맛이 맞지 않으니 주의해야 한다.

둘째, 짠맛은 종양이나 단단한 종기 같은 것에 응용할 수 있다. 단단하게 뭉친 적취, 담핵, 목 주변에 단단한 덩어리가 뭉친 영류, 나력, 결핵 등에 짠맛의 약을 사용한다. 덩어리가 아주 딱딱하고 열이 많고 변비가 심하면 망초처럼 짜면서 찬 약재로 뭉친 것을 풀어

내려보낸다. 죽염을 암 치료에 사용하는 것도 같은 원리이다.

이보다 약간 물렁한 종양은 약간 짜면서도 부드러운 성미의 다시마, 미역, 모려 같은 것을 응용한다. 과거에는 미역과 다시마를 주로 인체 상부인 목과 겨드랑이의 종양에 사용했다.『본초강목』에는 목에 갑자기 종양이 발생하여 점점 커질 때 다시마와 미역을 같은 양으로 가루 내어 꿀로 환약을 만들어 복용하는 처방이 소개되어 있다. 목의 종양은 현대의 갑상선 종양, 림프종 등에 속한다. 한국인은 현재 갑상선암이 매우 많다. 다시마와 미역이 실제 갑상선암을 치료하지는 못하더라도 보조요법으로 많이 먹으면 좋을 것이다. 만약 인체 아래쪽의 대장암이나 자궁암 등에 변비가 심한 환자라면 미역과 다시마보다 짠맛이 더 강한 함초를 쓰는 것이 좋다.

셋째, 짠맛은 물을 많이 먹게 하여 기관지의 분비물도 증가시킨다. 목구멍의 가래는 습기가 많아 잘 배출되는 것과 습기가 없이 끈끈하여 제대로 배출되지 않는 것의 두 가지가 있다.『본초강목』에는 기침이나 천식이 있으면 소금을 금지하라고 하였는데 이는 습한 가래가 많은 환자에게 적용한다. 습한 가래가 많은 기침 환자, 천식 환자가 소금처럼 짠맛을 먹으면 기관지의 분비물이 증가하면서 가래가 증가하고 증상이 더 심해진다. 습한 가래는 매운맛으로 말려야 한다. 반대로 아주 끈끈한 가래가 기관지에 달라붙어 배출이 원활하지 않을 때도 있다. 그때는 짠맛의 약물을 가미하여 가래를 눅여 부드럽게 배출해야 한다.『동의보감』의 '절재화담환' 같은 약이 그것이다.

짠맛은 인체의 가장 밑까지 내려가며 기를 하강시킨다

인체의 기는 잠시도 쉬지 않고 순환한다. 순환이 막히면 질병이 발생하고 순환을 멈추면 죽는다. 기가 인체의 상부나 하부의 한쪽으로 편중되면 순환이 되지 않아 질병이 발생한다. 따라서 음식의 기가 상승하는지 하강하는지 아는 것도 중요하다.

상승하는 맛은 매운맛과 단맛이다. 매운맛은 상승하는 기운이 가장 빠르고 강하며 머리 꼭대기까지 치고 올라간다. 단맛은 매운맛보다 상승력 약하며 위장이 있는 복부의 중간 부분에 많이 머문다.

하강하는 맛은 쓴맛, 짠맛, 신맛이다. 쓰고 차가운 것이 가장 빠르고 급하게 하강한다. 짠맛은 쓴맛보다 느리게 하강하나 하강력이 강하며 가장 밑까지 내려간다. 신맛은 셋 중에 가장 느리게 하강한다.

짠맛은 하강력이 강하며 가장 밑까지 내려가 오장 중에 가장 하부에 있는 신장에 들어가 작용한다. 짠맛의 하강력을 이용하는 병증을 간단히 정리하면 다음과 같다.

1. 짠맛은 기를 하강시킬 때 사용한다. 짜면서 차가우면 하강력이 더 강하다. 기는 상승하면 화기가 되므로 화기를 내릴 때 짠맛을 쓴다. 평소에 정신적 화가 많거나 화를 자주 내는 사람은 심장에 화가 쌓이고 굳어지면서 문제가 발생한다. 화가 아주 많을 때는 소리를 지르며 미친 듯이 광분해 날뛰기도 하고 또 실없이 계속 히죽히죽 웃는 것과 같은 정신질환이 발생할 수 있다. 그때는 짠

맛의 약으로 굳은 것을 부드럽게 풀어 주며 화기를 내려 주어야 한다. 즉 심화가 치솟아 심장근육이 굳어 움직이지 않을 때는 짠맛으로 심화를 풀어 주면서 기를 하강시킨다. 화기가 매우 강할 때는 쓴맛과 함께 사용해야 강하고 빠르게 하강시킬 수 있다.

2. 음식이나 약의 기운을 하부에 있는 장기인 간이나 신장에 내려 보낼 때 짠맛을 이용한다. 간으로 보낼 때는 짠맛과 신맛을 함께 쓰고, 신장으로 보낼 때는 짠맛만 쓴다. 예를 들면 처방약에 소금을 넣어 달이거나 환약을 소금물로 복용하는 것은 약효를 신장으로 보내는 방법이다. 다음의 예를 보면 쉽게 이해할 수 있다.

내가 몇 년간 치통을 앓았는데 모든 약이 효과가 없었다. 섭천사가 (산수유 · 오미자 · 여정자 · 한련초 12g, 우슬 · 소금 4g)를 사용하자 완쾌되었다. 이것은 신맛과 짠맛이 하강하는 성질을 취해 신장 경락에서 발생한 화를 이끌어 다시 신장으로 돌아가게 한 것이다.

ㅡ『고금의안안』

신장에서 화가 발생해 상승하면 치통이 심해지는데 하강력이 있는 신맛과 짠맛의 약으로 화를 하강시키면 치통이 낫는다는 것이다. 치통 치료의 한약 처방 중에 소금이 들어간 것은 하부의 신장에 작용하도록 한 것이다. 치통이 심해 치과에서 1개월간 치료받다가 낫지 않아 필자의 한의원을 방문한 환자에게 이 처방에 가미한 약을 투여해 큰 효과를 본 경험이 있다.

소금의 소염작용, 해독작용

소금은 소염작용과 해독작용이 있다. 한의학에서는 이런 작용을 외치법으로 적극적으로 사용하였다.

첫째는 피부질환이다. 『동의보감』에 '가려움증으로 목욕할 때는 소금만 한 것이 없다. 소금을 진하게 달인 물로 목욕하면 매우 묘한 효과가 있다. 바닷물로 목욕하면 더욱 묘한 효과가 있다'라고 하였다. 여러 창瘡이나 종기에도 사용한다.

둘째는 인후의 염증이다. 인후염이나 편도선염으로 목구멍이 붓고 아플 때는 소금물을 목구멍에 머금고 있다가 가글을 하면 염증이 빨리 개선된다. 소금을 미세하게 갈아 목젖에 묻히거나 목구멍에 불어넣기도 한다. 하루 서너 번 하면 효과가 뛰어나다.

셋째는 눈의 염증을 치료하거나 시력을 증진할 때 사용했다. 『경악전서』에 '깨끗한 소금을 물에 녹여 눈에 넣은 후 오랫동안 눈을 감고 있다가 물로 씻으면 능히 천 리를 볼 수 있으며 눈이 밝아진다'고 하였다. 노안, 결막염, 다래끼, 눈의 충혈이나 통증에도 응용할 수 있다.

넷째, 비후성비염, 축농증 등 비강의 염증에도 효과적이다. 약간 진한 소금물로 비강을 세척하면 염증이 제거되고 부종이 가라앉는다. 특히 콧속이 부어 숨쉬기에 불편함을 느끼는 사람은 잠들기 전에 소금물로 비강을 세척하면 코가 뚫려 편히 잘 수 있다.

그 외 벌레 물린 데, 화상, 동상 등과 급성 복통, 관절통, 신경통, 요통 등에 병증 부위를 따뜻한 소금물에 담그는 방법이나 소금 찜

질법을 사용하였다.

소금을 가장 적극적으로 사용한 것은 치아 건강 분야이다. 치아는 신장에 속해 있고 짠맛은 신장에 작용하기 때문이다. 소금물로 양치하면 치아가 튼튼해진다. 치아의 뿌리가 약해 흔들릴 때, 치통, 잇몸 출혈, 자주 잇몸이 헐고 약하여 이뿌리가 드러날 때, 치조농루증 등에 소금물로 양치하거나 소금 가루, 죽염 가루를 바르면 효과가 뛰어나다. 또 쓴맛의 대나무 잎을 진하게 달인 물에 소금을 넣어 입에 머금고 양치하면 치아와 잇몸에 매우 좋다. 현대는 단맛이 유행이라 치약이나 구강청정제도 달달한데 이는 잘못된 것이다. 구강청정제로 가글을 자주 하면 치아 건강에 해롭다는 결과도 단맛 때문이다. 단맛은 신장과 치아를 약하게 만든다. 치약이나 구강청정제는 짭짤하고 쌉쌀해야 효과가 좋다.

미역과 다시마의 효능

소금을 제외하면 짠맛의 식품은 많지 않은데 대다수가 바다에서 생산된다. 그중 미역, 다시마, 김, 파래, 톳, 매생이 등의 해초는 공통점이 있다. 바로 맛이 짜면서 차갑다는 것이다. 짠맛은 단단한 것을 부드럽게 눅여 주고 하강하며, 찬 성질은 열을 식히고 하강한다. 따라서 해초는 열을 식히고, 단단한 것을 부드럽게 눅이고 하강하는 작용을 한다. 또 해초는 바닷속에서 물길을 헤치며 살아가는 습성 때문에 물을 다스리는 성질이 있다. 해초에는 인체 내의 불필요한 수분과 노폐물을 배출하는 효능이 있다. 대소변을 잘 나가게 하므로 열성 변비, 소변이 붉고 잘 나가지 않는 것, 부종 등에 효과가 좋다. 소변을 잘 나가게 하는 것은 미역이 다시마보다 낫고, 대변을 잘 나가게 하는 것은 다시마가 미역보다 낫다. 산후에 미역국을 먹는 것은 산후의 부종과 어혈을 제거하려는 것이다. 참고로 산후의 미역국에는 소고기를 넣지 말고 홍합을 넣어 먹어야 부종과 어혈이 잘 빠진다.

수분과 노폐물이 많아지면 뭉쳐서 담음痰飮이 되어 각종 질병을 일으킨다. 해초를 먹어 수분과 노폐물을 내보내면 담음이 적어지고 혈관이 맑아진다. 따라서 해초는 고지혈증과 그로 인한 고혈압, 동맥경화, 심장병, 혈액순환장애를 치료하는 데 도움을 준다. 끈적하고 누런 가래가 배출되는 만성적인 기침과 천식에도 효과가 있다.

해초는 열량이 낮고 대소변과 노폐물을 잘 배출하므로 비만의 예방과 치료에 효과적이다. 성질이 서늘하고 이뇨작용이 있는 녹두나 팥에 미역을 넣고 끓인 죽은 습열을 제거하는 효과가 커서 비만, 고혈압, 동맥경화, 열성 피부질환, 습진 등을 치료한다.

해초는 단단한 종양을 부드럽게 누그러뜨리는 작용이 있어 종양에도 사용한다. (230쪽 참고)

해초는 성질이 차가우므로 따뜻하게 익혀 먹는 것이 좋다. 비위가 허약하거나 찬 것을 먹으면 설사를 자주 하는 사람은 생것을 많이 먹으면 좋지 않다.

소금으로 음식의 간을 맞춘다

소금은 인류가 가장 먼저 사용하였으며 현재까지도 중요한 양념이다. 신석기시대 농경사회가 시작되면서 인류는 음식에 맛을 내고 부패를 방지하기 위해 소금을 사용했다. 중국에서는 최초의 국가인 상나라 때부터 소금을 사용했고, 주나라는 소금을 이용해 장醬을 만들었으며, 한나라 때는 소금을 음식의 으뜸, 가장 긴요한 음식, 국가의 보배라고까지 하였다.

음식을 만들 때 첫 번째로 중요한 것은 음식의 간을 맞추는 것이고 간은 소금으로 조절한다. 간이 맞지 않는 음식은 맛이 없는 것처럼 음식의 맛은 소금이 좌우한다고 해도 과언이 아니다. '맛은 소금이 낸다'는 속담은 음식의 맛에서 소금이 중요한 것처럼 겉으로 보기에는 대단하지 않아도 핵심적인 역할을 한다는 뜻이다.

소금은 다른 맛을 조절하는 역할도 한다. 설탕에 소금을 조금 넣으면 단맛이 더 강해지며, 식초에 소금을 조금 넣으면 신맛의 강한 자극이 억제되고 부드러워진다. 또 소금은 여러 나쁜 냄새를 없애고 쓴맛 등의 나쁜 맛을 억제하기도 한다. 이 같은 작용이 있어 소금은 음식 조리에 가장 많이 사용되는 것이다.

소금은 건강에도 중요하다

소금은 건강 유지에 중요하다. 조선 시대에는 흉년이 들면 나라에서 백성들에게 구휼미를 풀었는데, 이때 소금은 '구황염救荒鹽'이라

하여 곡식 못지않게 중요시되었다. 소금이 부족하면 생명이 위태로운 점을 알고 있었기 때문이다. 현대의 연구에서 소금의 작용은 다음과 같다.

1. 삼투압 작용을 통해 체내 수분의 양을 조절하여 균형을 이루고 혈액을 포함한 체액의 양을 조절한다.
2. 신경의 신호전달을 도와 기관의 작용력을 높인다. 양방병원에서는 입원환자에게 신경전달 이상으로 발생하는 쇼크를 막기 위해 식염수를 투입한다. 포도당 주사도 포도당 5%에 식염수가 0.9%이다.
3. 체내의 산-알칼리(pH)의 평형 조절에 관여하여 인체가 항상성을 유지하도록 한다,
4. 위액, 쓸개즙, 췌장액 등의 소화액을 생성하는 성분이 되어 소화 흡수를 돕는다.
5. 근육 수축 등 흥분성 세포운동에 관여해 근육이 잘 움직이도록 돕는다.

이 밖에도 소금은 많은 작용을 한다.

소금 성분은 소변이나 땀으로 배출되기 때문에 지속적인 보충이 필요하다. 다만 소금을 과잉 섭취하면 질병이 많고 생명을 해친다. 『동의보감』에는 '양념 중에서 소금은 없으면 안 되지만 적게 먹거나 먹지 않는 것이 좋다. 소금을 많이 먹으면 질병이 많고 일찍 죽는다'고 하여 소금의 과잉 섭취를 경계하였다. 현대는 소금을 과잉

섭취하는 시대이므로 소금으로 인한 질병이 매우 많다.

소금의 종류와 건강

사회가 발달하면서 우리가 사 먹는 소금의 종류도 다양해지고 있다. 가격 차이도 커서 몇 배에서 수십 배의 차이를 보이기도 한다. 모든 판매자는 자기가 판매하는 제품의 효능을 과장해 광고하고 비싼 값으로 파는 것을 원할 것이다. 구매자가 판매자의 손에 휘둘리지 않으려면 단순히 광고의 내용에만 집중하면 안 되는 이유이다. 방송이나 신문, 잡지의 내용도 협찬사의 입김 때문에 순수하지 않다. 똑똑한 소비자가 되려면 광고나 방송 이외의 정보를 파악해야 하니 쉬운 일이 아니다. 소금도 마찬가지다. 우선 소금의 종류부터 파악해 보자.

천일염 염전에서 바닷물을 모아 말려서 만드는 것으로 굵은 소금이라고도 한다. 20여 가지의 미네랄이 있어서 자연요법을 하는 사람들이 좋아한다. 천일염은 3년 이상 간수를 제거한 후 먹어야 한다. 요즘은 연근해가 오염되고, 바닷가에 사는 함초 등의 식물을 제거하기 위해 제초제를 사용할 때도 있어 천일염에 불순물이 많으므로 가공해 먹는 경향이 강하다. 불순물이 완전히 제거된 천일염이 다른 소금보다 좋은 것은 맞다.

볶은 소금(구운 소금) 천일염을 고온에서 굽거나 볶아서 모양을 변형시킨 것이다. 간수나 유해 성분이 제거되나 무기질은 그대로 남아 있다. 천일염보다 짠맛과 쓴맛이 덜하고 부드러운 맛이라 많이 사용한다.

정제염 바닷물을 끓이거나 전기분해하여 수분을 증발시켜 만든 것이다. 천일염에 비해 깨끗하고 위생적이며, 가격이 저렴하고 염도가 높다. 그러나 정제 과정에서 유기물이나 미네랄이 제거되어 영양성분이 적은 단점이 있다. 기본적인 정제염을 꽃소금이라 한다.

첨가물 소금 소금에 다양한 향신료나 약용성분 등을 추가해 만든 가공된 소금으로, 제품이 매우 다양하다. 맛을 내기 위한 것도 있고, 건강에 좋은 것을 첨가한 것도 있다.

맛소금 정제염에 화학조미료인 MSG를 첨가한 것이다. 짠맛에 감칠맛이 더해진 것으로 유해성 논란이 있는 소금이다. 단순히 음식에 맛을 내기 위한 소금으로 조금 사용할 수 있으나 건강을 생각하면 고려해 봐야 하는 소금이다.

저나트륨 소금 소금의 염화나트륨 함량을 줄이고 다른 무기질을 보충한 소금으로, 건강 소금으로 불린다. 효능에 비해 지나치게 높은 가격으로 판매되고 있는 소금이다. 또 나트륨 대신 짠맛을 내는 염화칼륨이 많이 들어 있으므로 염화칼륨 배출이 어려운 사람에게는 오히려 해롭다. 염화칼륨이 체내에 쌓이면 호흡곤란, 부정맥, 심장마비 등을 일으킬 수 있다. 신장 기능이 허약한 사람, 만성적인 신장 질환이 있는 사람에게 좋지 않다.

약초 소금 약초와 함께 불에 볶은 소금, 약초를 달인 물로 볶은 소금, 약초와 섞어 발효시킨 소금 등이 있다. 예를 들면 뽕잎 소금, 녹차 소금, 미역 소금 등이다. 이런 소금들은 염분의 함량을 줄여서 덜 짜면서 일정 부분 약초의 효능이 함께 있다. 앞으로는 소금에 몇몇 성분을 넣어 건강 소금으로 포장해 비싸게 판매하는 소금보다 이런 약초 소금의 개발이 활발할 것으로 예상한다. 지나치게 비싼 가격에 판매되지만 않는다면 일반 소금, 건강 소금보다 훨씬 나을 것이다. 필자도 약초 소금에 관심이 많다. 약초 소금의 대표는 죽염이다.

죽염의 효능과 부작용

죽염은 천일염을 왕대나무 속에 넣고 황토 흙으로 막은 다음 소나무 장작불로 굽는 과정을 아홉 번 하여 만든 것이다. 대나무를 가열할 때 나오는 대나무 기름인 죽력과 천일염이 높은 열 속에서 녹아 모여 약효를 낸다.

죽력은 맛이 달고 쓰며 차가운 성미이다. 열을 내리고 체내의 불순물인 담음을 제거하는 작용이 있다. 따라서 습열이 많고 피가 지저분한 사람, 고혈압, 중풍에 효과가 있다. 갈증이 심한 당뇨에도 쓴다.

죽염은 암을 비롯한 난치병과 각종 염증성 질환에 효과가 있는 것으로 알려져 있다. 주의할 점은 죽염은 찬 성미의 죽력과 섞인 것이니 비교적 찬 성질이란 점이다. 따라서 대체로 열이 많은 사람에게 적당하며 몸이 냉하고 습기가 많은 비만 체질에는 부작용이 나타날 수 있다.

죽염이 암에 일정 부분 효과가 있는 것은 짠맛이 뭉친 덩어리를 연하게 만드는 작용 때문이다. 그러나 종양이라도 열 때문에 뭉친 것에만 응용해야 한다. 몸속에 덩어리가 생기는 원인은 매우 다양하다. 식적, 담음, 어혈이 대표적이지만 기나 혈이 허약하거나 심지어 몸이 냉해도 얼음이 얼듯 덩어리가 생긴다. 모든 암 덩어리에 죽염이 효과가 있다고 생각한다면 잘못된 것이다.

아울러 아무리 죽력으로 희석되었더라도 죽염은 소금이 주재료이며 맛이 짜다는 점을 생각해야 한다. 염도가 낮아지고 성미가 순해진 장점이 있으니 평상시 양념으로 사용하면 좋은 일이다. 그러나 죽염을 병을 치료하는 약으로 사용하는 것은 다른 것이다. 죽염도 과용하면 짠맛의 부작용이 나타나며 잘못 사용하면 병을 키울 수 있다는 점을 알았으면 좋겠다.

어느 때라도 모든 병, 모든 사람에게 효과적인 만병통치약은 결코 있을 수 없다. 소금이 무조건 나쁘다는 주장도 옳지 않지만, 천일염이나 죽염 같은 좋은 소금은 많이 먹어도 좋다는 것은 더 위험한 주장이다.

짠맛(소금)이 과다했을 때의 부작용

소금의 짠맛을 좋아한다고 말하는 사람은 많지 않으나 자신도 모르게 소금을 과잉 섭취하는 사람은 매우 많다. 예로부터 요리의 기본은 소금으로 간을 맞추는 것이었으니 요리에는 거의 소금이 들어간다고 해도 과언이 아니다. 소금이 전혀 들어가지 않은 음식은 사람들이 싱겁고 맛이 없다고 외면한다. '음식은 간간해야 한다' 혹은 '음식은 짭조름해야 한다'고 말하는 사람은 짠맛에 익숙한 사람이다.

육류는 자체적으로 소금 성분을 함유하고 있으니 고기를 많이 먹으면 자연 소금 성분을 많이 먹게 된다. 거기에 맛을 내기 위해 소금을 뿌려 소금구이를 해 먹거나 익힌 고기를 소금장이나 간장, 양념장에 찍어 먹는다. 생선을 비롯해 젓갈, 장아찌 등 오랫동안 보관하는 음식들은 소금에 버무려 절인다. 통닭, 햄버거, 피자, 과자를 비롯해 인스턴트, 패스트푸드에는 대부분 하루 권장섭취량 이상의 소금이 들어 있다.

사 먹는 음식은 채식, 육식 가리지 않고 소금이 많이 들어간다.

맛없는 것은 팔리지 않는 것이 세상 이치다. 사람들은 소금이 들어가야 맛있다고 느끼므로 음식을 만들어 파는 입장에서는 당연히 소금을 많이 넣게 된다. 그리고 그것을 사 먹는 사람들은 어려서부터 짠맛에 길들여진다. 음식을 많이 사 먹을수록 소금 섭취 또한 늘어갈 것이다.

짠맛을 대표하는 소금은 생명 유지에 필수적이지만 과다 섭취하면 질병을 일으키고 사망에 이를 수도 있다.

소금이 지나치면 신장이 나빠지고 고혈압이 발생한다

짠맛은 주로 신장에 작용하며 기운을 신장으로 인도한다. 한약 처방에 소금을 넣는 것은 약의 기운을 신장으로 유도하려는 것이다. 적당한 짠맛은 음식이나 약의 기운을 신장으로 유도해 신장을 강하게 만든다. 신장이 약한 사람은 짠맛으로 보충하려는 생리현상 때문에 자기도 모르게 음식을 짜게 먹는 경향이 있다. 그런데 지나친 짠맛은 도리어 신장을 약하게 만든다.

신장은 나트륨과 수분의 양을 조절해 체액의 항상성을 유지하는 중요한 장기이다. 소금을 많이 먹으면 갈증이 심해지는데 해갈을 위해 물을 많이 마시면 이를 처리해야 하는 신장은 과로하여 피곤하고 결국 허약해진다. 『동의보감』에는 '부종이 있을 때 병이 낫고 싶으면 아주 조금이라도 소금을 먹으면 안 된다'고 강조하였다.

또 소금의 나트륨 섭취가 많아지면 전신의 혈압이 높아지는데 신장의 사구체와 주변 혈관들도 높은 혈압으로 인해 손상되고, 이 손상이 지속하면 만성신장병으로 진행한다. 만성신장병이 되면 나트륨의 배설이 감소하여 나트륨이 축적되니 고혈압을 더욱 악화시키는 악순환을 유발한다. 고혈압 환자와 신장이 나쁜 환자는 무조건 소금 섭취부터 줄여야 한다.

소금이 지나치면 심장병을 일으킨다

『황제내경』에는 '짠맛이 심장을 보한다'는 내용과 '짠맛이 많으면 심장을 손상시킨다'는 내용이 함께 있다. 모순 같지만 그렇지 않다. 갑자기 심장박동이 약해지고 혈압이 떨어져서 위급할 때는 급히 소금을 불에 볶아 먹이는 응급처치를 한다. 이는 소금을 일시적인 강심제로 사용한 것이며 불에 볶는 것은 따뜻한 기운을 더해 빠르게 작용하도록 한 것이다. 실제 소금을 많이 먹으면 혈관 내의 혈액의 양이 많아지면서 심장박동이 강해져 혈압이 상승한다. 서양의학에서는 심장근육이 약하게 뛰는 심부전에 소금 성분인 나트륨을 심장근에 정체시켜 심장박동을 강화하는 치료법을 쓰기도 한다.

그런데 심장박동이 약하지 않을 때 소금을 많이 먹으면 어떻게 될까? 당연히 심장에 부담을 주어 심장질환과 고혈압을 유발한다.

소금을 많이 넣어 짜게 먹었을 때 나타나는 인체 반응은 크게 두 가지이다.

첫째, 갈증이 심해져 물을 많이 마시게 된다. 이는 체내의 염분 농도를 낮추려는 생리적인 현상이다.

둘째, 혈관 내의 나트륨 농도가 올라가면서 삼투압에 의해 혈관

내로 물이 이동하여 혈관이 부풀고 혈관 내 압력이 올라간다. 그러면 혈압이 상승하며 심장에도 부담을 준다. 젊을 때는 혈관의 탄력이 좋아 상승하는 압력을 견딜 수 있으나 나이가 들수록 동맥경화로 인해 혈관의 탄력이 떨어지므로 고혈압이 되고 심장병을 일으키는 것이다. 또 수분과 나트륨을 처리해 내보내는 신장에도 부담을 주어 혈압이 더욱 상승한다.

고혈압 환자가 염분 섭취를 줄이면 혈압이 급속하게 떨어진다. 필자의 평소 혈압은 150~160, 심박동은 1분에 100회 정도이다. 그런데 소금을 넣지 않은 음식을 먹기 시작하자 사흘 뒤부터 혈압이 120~130, 심박동이 1분에 70~80회 정도로 떨어졌다. 소금과 심장과의 관계를 몸으로 체험할 수 있었다. 혈압이 높고 심장박동이 빨라 가슴이 뻐근하며 심장 주변에 부담을 느끼는 사람은 소금 섭취를 줄여야 한다.

소금이 지나치면 위염과 위암 발생률이 높아진다

소금은 위액, 쓸개즙, 췌장액과 같은 소화액을 만드는 원료이다. 소금이 부족하면 소화액도 부족해져 소화력이 저하되고 입맛이 떨어진다. 고기, 콩, 현미는 과일, 채소보다 소화가 쉽지 않으니 소화가 어려운 음식을 먹을 때는 매운맛과 함께 소금의 섭취가 필요하다. 과일 중에 약간의 짠맛이 있는 토마토는 고기 요리에 잘 어울린다.

반대로 소금이 지나치면 위장에 나쁘다. 짜게 먹으면 갈증이 생겨 물을 많이 마시게 되는데 마신 물은 위장 속에서 분비된 소화액을 희석하여 소화를 방해한다. 거기에 위장은 마신 물도 소화해야 하므로 처리해야 하는 일이 늘어나 결국 피곤하고 허약해진다. 『양생훈』이란 책에는 '식사 때 염분을 줄이면 목이 마르지 않기 때문에 물을 많이 마시지 않아도 된다. 그러면 비위에 습한 기운이 발생하지 않고 위장의 기운이 강해진다'고 하였다. 사람들은 물도 소화한 후 처리해야 하는 음식이라는 것을 망각하고 있다. 위장이 튼튼하면 물을 많이 마셔도 무리가 없으나 위장이 허약하면 물을 많이 마시지 않아야 하니 짜게 먹으면 안 된다.

소금이 과다하면 위염과 위암의 발생률도 높아진다. 위장 속에 소금 농도가 높으면 위장의 보호막이 파괴되고 위점막이 약해져 상처와 염증이 발생하며, 위염이 빨리 낫지 않으면 위장벽이 헐어 위궤양이 되거나 위축성 위염이 된다. 이 상태는 암이 발생하기 좋은 환경이 되고 발암물질이 작용하기 쉬워 위암으로 발전하는 것이다. 위암은 한국인에게 가장 많은 암인데 원인은 다양하나 소금을 많이 먹는 것과도 관련이 깊다. 염분을 많이 섭취하는 사람은 그렇지 않은 사람보다 위암 발생률이 적게는 2배, 많게는 5배가 높다고 한다.

소금이 지나치면 골다공증이 된다

뼈는 신장이 관리한다. 신장이 튼튼하면 뼈가 튼튼하고 신장이 약해지면 뼈도 약해진다. 소금섭취는 신장과 함께 뼈의 건강과도 밀접하다. 염분을 섭취하면 신장에서 소변으로 나트륨을 배설하는데 이때 칼슘이 함께 배출된다. 염분을 많이 먹으면 칼슘 배출도 늘어나므로 혈액 내의 부족한 칼슘을 보충하기 위해 뼛속의 칼슘을 배출한다. 따라서 뼈는 골질이 감소하여 골다공증과 골감소증의 위험도가 높아진다.

설탕도 칼슘을 배출해 뼈 건강에 해로우니 소금과 설탕 모두 뼈에 나쁘다. 현대는 노인과 여성의 골다공증이 폭증하고 있으며 골다공증은 골절로 이어지기 쉽다. 군대에서는 군인들의 골절률이 과거와 비교해 큰 폭으로 상승하고 있다고 한다. 이런 현상은 무엇보다 설탕과 소금의 과다 섭취와 관련이 깊다. 현대는 설탕과 소금으로 맛을 높인 음식들을 거리낌 없이 사 먹는 시대이다. 특히 빵이나 과자 같은 가공식품, 통조림, 양념치킨 등에는 설탕과 함께 소금이 많이 함유되어 있으니 뼈의 건강에 매우 좋지 않다.

소금이 지나치면 비만이 된다

짠맛을 즐기면 장기적으로 비만이 될 확률이 높아진다. 특히 아동과 청소년의 경우에 짜게 먹을수록 비만 가능성이 커진다. 2012년 보건복지부는 7~18세의 경우 음식의 짠 정도가 1단위 증가할수록 비만의 상대위험도가 13.2%씩 증가했다고 발표했다.

짠 음식을 많이 먹으면 갈증이 많아지면서 단 음식에 대한 욕구도 증가한다. 이때 갈증과 단 음식에 대한 욕구를 한 번에 해소하기 위해 단맛의 음료나 주스 등을 먹을 때가 많다. 그러면 단맛이 식욕 중추를 자극하여 배가 불러도 계속 먹게 되며, 단맛의 과잉은 수분을 정체시키므로 몸이 붓게 되면서 비만의 위험이 증가하는 것이

다. 단맛의 음료수가 아닌 맹물을 많이 먹더라도 부종이 발생하기
쉽고, 부종이 잘 빠지지 않으면 체중이 증가한다. 특히 소화기가 허
약한 사람은 물을 많이 마시면 좋지 않다. 짠맛을 적게 먹어야 갈증
을 줄일 수 있고 물을 적게 먹을 수 있다.

염분 줄이기

한국인의 소금 섭취량이 많은 이유

한국인은 다른 나라 사람들보다 소금 섭취량이 많다. 세계보건기구
(WHO)는 하루에 5g(찻숟가락 1개 분량)의 소금 섭취를 권장하는데
우리나라의 하루 소금섭취량은 10g이 훨씬 넘는다. 특히 외식과 술
자리가 잦은 30~40대의 소금 섭취량이 가장 높다.

한국인의 높은 소금 섭취량은 염도가 높은 식품을 즐겨 먹는 식
생활 때문이다. 한국인은 김치, 간장, 된장, 고추장, 젓갈, 장아찌와
탕, 국, 찌개를 즐겨 먹는다. 김치를 비롯한 음식들은 소금에 절인
것이고, 탕과 국, 찌개는 간을 맞추기 위해 국물의 부피만큼 많은
소금이나 MSG를 넣기 때문에 염도가 매우 높다.

전통적인 식생활은 장점도 많으니 소금을 많이 넣은 것이라도 무
작정 버릴 수는 없다. 장점은 살리면서 소금 사용을 줄이는 방법을
연구해야 한다.

채식보다 육식의 소금 섭취량이 많다

소금의 나트륨 배설을 촉진하는 것은 칼륨의 이뇨작용이다. 채소와

과일은 대부분 칼륨이 많이 포함되어 있어 이뇨작용이 있으니 짠 음식을 먹을 때는 채소와 과일을 많이 먹는 것이 좋다. 곡류도 칼륨이 함유되어 있으며 현미는 백미보다 1.8배 더 많다. 특히 검정콩, 녹두, 팥에 칼륨이 아주 많은데 한의학에서는 이들을 해독약과 이뇨약으로 사용하였다. 김치류는 소금에 절이지만 채소 자체의 칼륨 농도가 높아 나트륨을 배출하는 작용도 크다. 결국 곡류 위주의 채식을 하면서 과일을 많이 먹으면 조금 짜게 먹더라도 염분의 배설이 원활하기 때문에 염분이 몸에 쌓이지 않는다.

육류는 비교적 나트륨 함량이 높으니 고기를 많이 먹으면 자연히 염분도 많이 먹게 된다. 그런데 고기를 구울 때 소금을 뿌린 소금구이를 먹거나, 익힌 고기를 소금을 넣은 기름장이나 양념장에 찍어 먹으면 소금을 이중으로 먹는 것이다. 스테이크, 통닭 등의 육류로 외식을 하면 엄청난 소금 섭취가 이루어진다. 게다가 육류는 이뇨작용도 미미하다. 육식을 많이 하는 서구식 식생활을 하면 염분이 많이 축적되어 질병을 유발한다.

사 먹는 음식은 대부분 염도가 높다

현대인은 소금을 과다하게 섭취하고 있다. 이유는 고기를 많이 먹는 서구식 식습관과 더불어 이미 만들어진 음식을 사 먹는 생활 때문이다.

사람들은 소금으로 간을 맞추고 매콤, 달콤, 새콤한 맛이 첨가된 음식을 좋아한다. 유명한 맛집에 가 보면 자극적인 맛의 음식이 대부분이다. 자극적이지 않은 싱거운 맛은 외면을 당한다. 그러다 보니 공장에서 가공된 식품도 대부분 짭짤한 맛을 기본으로 한다. 치즈, 햄, 소시지, 어묵, 라면, 각종 수프, 햄버거, 피자, 스낵 과자류부터 첨가물인 마가린, 버터, 베이킹파우더, 마요네즈, 토마토케첩, 각종 소스, 화학조미료인 MSG도 나트륨 함량이 높다. 이들 첨가물을 많이 넣은 인스턴트, 패스트푸드 또한 당연히 나트륨 함량이 높다.

요리한 음식 중에 염도가 높은 것은 간장게장, 육개장, 알탕, 뼈감자탕, 순대국, 갈비탕, 어묵국, 된장찌개, 김치찌개, 동태찌개, 부대찌개, 수제비, 칼국수, 물냉면, 짬뽕, 짜장면, 울면, 기스면, 우동, 순대, 떡볶이, 멸치볶음, 우엉조림, 연근조림 등이다. 이런 음식들은 인스턴트, 패스트푸드와 함께 자주 사 먹는 음식들이다.

건강을 위한 염분 줄이기

외식과 배달음식이 많은 현대는 집에서 천연의 재료로 싱겁게 만든 음식을 먹는 습관을 갖는 것이 필요하다. 사 먹을 때는 되도록 담백한 음식을 찾아 먹는 것이 좋다. 음식점의 음식이 짠 것은 사람들이 짠맛에 익숙하여 짠 것을 좋아하기 때문이며, 담백한 음식의 수요가 늘어나면 음식점들의 맛에도 변화가 있을 것이다.

염분을 줄이려면 먼저 간을 맞출 때 사용하는 소금, 간장, 된장, 고추장의 양을 줄여 나가야 한다. 또 소금보다 간장, 된장, 고추장, 젓갈류로 간을 맞추는 것이 좋다. 더 좋은 것은 소금을 줄이는 대신 매운맛, 신맛, 단맛의 양념과 참기름, 들기름 등을 더 넣어 맛을 내는 것이다. 처음에는 힘들어도 적응하면 괜찮아진다.

채식하는 한국인이 육식하는 미국인보다 소금 섭취가 많은 이유는 김치·된장 등의 전통음식과 탕·국·찌개 등 국물이 많은 음식을 먹기 때문이다. 김치와 장류는 소금을 대폭 줄여 담근다는 관점을 갖도록 하고, 탕·국·찌개는 건더기 위주로 많이 먹고 국물은 먹지 않는 것이 좋다. 국물을 먹으려면 아주 조금만 먹어야 한다.

집에서 국물 있는 음식을 만들 때는 한 번에 다 먹을 수 있는 분량만큼만 만들어야 한다. 많이 만들어 한 번에 다 먹지 못하면 재탕, 삼탕 데워야 하니 수분이 증발하여 데울수록 더 짜진다. 그때는 데울 때마다 물을 더 부어서 염도를 낮추어야 한다.

밥상에 탕이나 찌개, 소금에 절인 생선, 육류, 젓갈이 있으면 이미 짠 음식이 많은 것이니 나머지 반찬은 짜지 않은 것으로 준비해야 한다. 장아찌, 조림류는 줄이고, 채소와 과일로 만든 샐러드, 생채소를 준비하는 것이 좋다.

계란을 소금에 찍어 먹거나, 만두를 간장에 찍어 먹거나, 고기에 쌈장을 듬뿍 얹어 먹는 식습관은 염분을 과다하게 섭취하는 나쁜 식습관이니 빨리 개선해야 한다. 다른 양념이 없어도 맛이 있다고 생각하면서 실행해 보면 실제 그렇다는 것을 느끼게 된다.

어릴 때부터 담백하게 먹어야 한다

한번 고정된 입맛은 잘 변하지 않으며 입맛을 바꾸려면 많은 힘이 든다. 사람의 입맛은 10세 이전에 결정된다. 어렸을 때 많이 먹는 음식이 그 사람의 평생 입맛을 결정하는 것이다. 만약 어렸을 때 짠맛에 길들여지면 성인이 되어도 계속 짜게 먹게 되니 아이 때부터 담백하게 먹을 수 있도록 부모님들이 많은 관심을 가져야 한다. 이미 짠맛에 길들여졌다면 건강을 위해서 입맛을 바꿀 수 있도록 꾸준한 노력을 해야 한다.

특히 노인들은 소금을 멀리해야 한다. 노인이 되면 혀에서 짠맛을 느끼는 감각이 노화되어 퇴보하는데 입맛은 여전히 짠맛을 요구하기 때문에 젊을 때보다 더 짜게 먹게 된다. 또 노인은 양기가 적어지므로 따뜻한 음식을 좋아하게 되니 따뜻한 국물이 있는 찌개나 탕류를 많이 먹는다. 자연히 소금의 과잉으로 인한 병도 증가한다. 고혈압, 심장병, 당뇨병, 동맥경화, 골다공증 등 대부분의 노인성 질환에 소금이 해롭다. 나이가 들수록 짜게 먹지 않아야 하며 그 훈련은 젊을 때부터 해야 효과가 있다.

땀을 흘리면 염분이 줄어든다

땀에는 염분이 섞여 있으니 땀을 흘리면 염분이 빠져나간다. 평상시 땀으로 배출되는 염분량은 하루 0.1~0.2g 정도이고, 땀을 많이 흘리면 최대 2g 정도 배출된다. 땀내는 방법으로는 운동이 가장 좋다. 운동은 장부 기능을 활성화하는 한편 과잉 축적된 염분도 배출한다. 사우나나 반신욕으로 땀내는 것은 근육을 이완시켜 피로 해소에는 좋으나 장부 기능이 활성화되지 않으면서 기운만 빠질 수 있으니 권장하는 방법이 아니다.

짠맛과 정신

짠맛은 뻣뻣한 것을 연하게 한다. 겸손을 모르는 사람, 교만하고 뻣뻣한 사람, 어떤 상황이든 고개를 숙일 줄 모르는 사람은 짠맛을 먹어 경직됨을 풀고 유연함을 길러야 한다.

 짠맛은 축적하여 응축하는 성질이 강하다. 짠맛을 먹으면 응집력과 끈기가 강해지고 근성이 길러진다. 강하게 응축한 것은 강하게 폭발하니 소금 성분은 폭탄의 재료로도 사용된다. 개구리가 한 번 움츠렸다 멀리 뛰는 것처럼 사람의 기운도 모여야 힘차게 펼쳐지는 힘이 생긴다. 끈기와 인내심이 적은 사람은 짠맛을 먹어야 한다.
 자기 돈을 극진히 아끼면서 쓰지 않는 구두쇠를 짠맛의 축적하는 성질을 빗대어 짜다, 짠돌이, 짠물 혹은 자린고비라고 부른다. 구두쇠는 모을 줄만 알지 쓸 줄을 모르며, 남을 돕기는커녕 자기 자신에게도 인색하다. 비난을 받아야 마땅하나 어찌 보면 불쌍한 인생이기도 하다. 구두쇠는 축적하는 짠맛을 멀리하고 잘 내보내는 성미의 담담한 맛을 먹어야 인생이 올바르게 변화할 수 있다.

9장

건강과 관련된
다양한 이야기

암 환자에게 도움이 되는
기원정사의 음식관

강원도 삼척에 있는 기원정사는 스님들이 수행하며 환자들의 회복을 돕는 곳이다. 환자들은 난치병 환자들이 대부분인데 그중 암환자가 가장 많다. 기원정사의 음식은 매운맛과 짠맛이 전혀 없는 등매우 특색이 있으며 환자 치료에 도움을 주는 방향으로 운영되고있다. 필자는 20일간 기원정사에 머물며 수행한 적이 있는데 음식에 관한 책을 출판할 때 그곳의 음식관을 소개하겠다는 생각을 하였다. 그것은 환자뿐만 아니라 일반인의 건강에도 도움이 될 수 있는 내용이다. 몇 가지를 소개하면 다음과 같다.

1. 암환자는 매운 것과 같은 자극적인 것, 닭고기, 생선, 해산물을 피해야 한다. 매운 것은 발산작용이 있어 암세포가 잘 퍼진다. 단백질이 풍부하면 암세포가 좋아한다.
   기원정사에서는 고추, 마늘 같은 매운 양념은 전혀 사용하지 않는다. 매운맛이 암세포를 빨리 퍼뜨려 암환자에게 해롭다는 것이다. 한의학에서도 암환자에게 맵고 뜨거운 성미를 가진 부자라는 약재를 금지한다. 부자를 사용하면 암세포가 빨리 활성화하여 퍼지기 때문이다. 그러나 암 덩어리를 풀어 없애려면 어느 정도 매운맛의 발산작용이 필요하니 무조건 매운맛의 약재를 금지하지는 않는다. 단, 암이 활성화하는 시기에는 매운맛을 줄이는 것이 좋다고 생각한다.

암 환자는 고기나 생선을 피해야 한다는 주장도 타당하다. 암의 원인은 다양하나 그중 한 가지는 영양은 과다한데 운동이나 활동이 부족하여 순환이 안 되고 뭉쳐서 덩어리가 되는 것이다. 그때는 고기나 생선의 영양 섭취를 줄이고 운동을 늘려 순환을 도와야 한다. 단 오랜 병으로 몸이 허약해진 경우라면 무조건 금지하는 것은 옳지 않으니 조금씩 조절하여 먹는 것이 타당하다.

2. 익히지 않은 생것과 찬 것을 최대한 감소해 먹고 환자는 완전히 금지한다. 찬 음식은 몸속의 양기를 소모한다.

기원정사 음식의 가장 큰 특징 중 하나는 절대로 찬 음식을 먹지 않는다는 것이다. 물은 끓여서 따뜻할 때 마시고 보온병을 사용하며, 과일마저도 찌거나 끓이거나 죽을 쑤어 따뜻할 때 먹는다. 찬 음식이 양기를 소모하고 암 덩어리를 뭉치게 한다고 생각하기 때문이다. 이런 의견에 필자도 동의한다. 현대인들은 냉장고 사용 때문에 발생하는 냉기병이 너무도 많다. 아이스크림을 비롯해 찬물, 찬 음료수, 찬 우유, 찬 과일을 먹으면 반드시 양기가 감소하고 냉기가 쌓이며 냉기가 뭉치면 질병을 유발한다.

또 고기를 많이 먹으면서 찬 것을 먹으면 그 피해가 두 배로 커진다. 기름기 많은 그릇을 씻을 때 찬물에 씻으면 뭉친 기름때가 벗겨지지 않는 것을 생각해 보라. 체내도 마찬가지이니 고기를 먹고 찬 것을 먹으면 소화에 방해가 되는 한편 기름기가 잘 배출되지 않고 쌓인다. 그러면 피가 탁해지고 고지혈증과 동맥경화를 비롯한 혈관 질환을 일으키며 심하면 암과 같은 덩어리로 발전할 수 있는 것이다. 소아, 여성, 양기가 허약할수록, 노인이 나이를 먹을수록 찬 것을 멀리해야 건강을 유지할 수 있다.

3. 소금을 먹지 않는다. 소금을 먹으면 먹는 양에 비례해 물을 많이 먹게 되어 그것을 처리하는 신장이 피곤하고 나빠진다.

짜게 먹을수록 갈증은 심해져 물을 많이 마시게 된다. 물도 음식이니 물을 많이 마시면 처리하는 장기도 일을 많이 하게 된다. 먼저 소화시키는 위장이 과로하게 되며 찬물을 마시면 위장은 더 피곤해진다. 또 수분을 처리해 내보내는 신장도 과로한다. 피곤할 때는 충분히 휴식해야 피로가 풀리는 것처럼 내부 장기도 충분히 휴식해야 하는데 쉬지 못하고 계속 일하면 허약해지는 것은 당연하다.

평소에 자극적인 음식을 먹지 않는 기원정사의 스님들은 미각이 발달해 있다. 어느 날 한 스님이 나에게 토마토와 우유가 짜다는 말을 하여 놀란 적이 있다. 나는 한 번도 토마토와 우유가 짜다는 생각을 해 본 적이 없었기 때문이다. 그래서 자료를 찾아보니 역시 토마토와 우유에도 소량이나마 나트륨이 함유되어 있었다. 토마토는 다른 과일들에 비해 나트륨 함량이 높은 편이며 생것보다 익힌 것이 더 높다.

모든 음식에는 나트륨이 들어 있고 나트륨이 전혀 없는 음식은 거의 없다. 단지 함유량의 차이가 있을 뿐이다. 이처럼 음식들로부터 얻는 염분이 있으므로 소금을 많이 먹지 않아도 된다는 의견에 찬성한다. 현대는 소금 섭취가 너무 많은 시대이며 그로 인한 병도 많다. 소금을 최대한 줄여 먹어야 한다.

4. 맛에 관해 쓴 이 책의 내용과 관련이 없으나, 건강에 좋은 내용이 있어 설명 없이 소개한다.

   1) 요리할 때 선원에서 자체 생산한 채소를 사용한다. 부족분을 시장에서 구입할 때는 건강과 생태계의 환경을 고려하여 가능한 유기농 친환경 식재료를 선택한다.

   2) 화학조미료를 사용하지 않고, 기름에 볶은 음식을 먹지 않는다.

   3) 볶음요리는 처음에는 물로 볶고 마지막에 기름을 넣는다. 아침에는 볶음요리가 좋지 않다.

   4) 튀김 요리는 요리 과정에서 온도가 섭씨 200도 이상 올라간다. 그때 기름에서 생기는 독소가 내용물 속으로 들어가니 건강에 좋지 않다.

   5) 음식은 항상 담백하게 먹어야 한다.

   6) 음식은 골고루 먹어야 한다. 오미를 고루 먹고, 식물도 채소

와 곡물을 골고루 먹는다. 특정한 맛이나 식품을 먹지 못하는 것은 의식과 몸에 장애가 있기 때문이다. 이것은 훈련을 통해 극복하여 골고루 먹도록 해야 한다. 수행의 방편이다.

7) 식물에서는 가지가 갈라져 뻗어 나가는 부분과 뿌리와 줄기가 맞닿는 부분에 그 식물의 기운이 많다. 무, 당근, 더덕의 경우 뿌리와 줄기가 이어지는 부분을 먹으면 좋다(참고 : 인삼, 더덕의 노두 부위). 김치를 썰면서 버리는 밑동 부분에도 기운이 많다.

8) 과하게 굶거나 포식하면 안 된다. 음식의 양은 위장의 70~80% 정도가 되게 하여 배고픈 느낌이 없는 것이 가장 좋다. 포만감이 생길 만큼 먹지 않아야 한다. 체력이 소모되어 허기를 느끼면 적당량의 간식으로 조절할 수 있다.

9) 식사량은 아침에는 영양이 좋은 것을 적당량 먹는다. 점심에는 잡곡 등 거친 음식을 넉넉히 먹는다. 저녁에는 담백한 음식을 조금 먹는다.

맛에 대한 단상

'외국에 나가면 누구나 애국자가 된다'는 말이 있다. 낯선 타국에 있으면 고국이 그리워지면서 애국심이 생겨난다는 의미이다. 고국에 대한 그리움에는 음식에 대한 그리움도 크게 작용한다. 외국 음식에 잘 적응하지 못할 때는 고국 음식에 대한 그리움이 더욱 커진다. 그래서 외국 여행을 경험한 사람들은 여행을 갈 때 고추장, 김치, 김 등을 싸가기도 한다.

꼭 외국이 아니더라도 고향을 떠나 타지에 나가서 오래 생활하는 사람들은 고향의 맛을 그리워하고, 나이가 들어 중장년이 되면 어릴 시절 어머니의 손맛이 그리워진다. 이처럼 음식의 맛은 사람들의 뇌리에 박혀 있는 것이다.

좁게는 한 집안, 넓게는 한 지방, 한 나라의 입맛이 비슷하다. 사람은 음식의 지배를 받으니 같은 음식을 먹으면 성격이나 기질도 비슷해진다. 그래서 음식문화를 살펴보면 먹는 사람들의 성향을 파악할 수 있다.

입맛은 타고나는 것일까, 길들이는 것일까

소아들의 입맛은 비교적 순수하고 음식에 대한 반응이 즉각 나타
난다. 예를 들면 소아들은 대부분 매운맛을 잘 먹지 못하는데 먹으
면 바로 인상을 찌푸린다. 그런 아이들도 7~8세 정도가 지나면 매
운맛에 적응하고 시간이 흐를수록 잘 먹게 되며 외국에 나가 생활
하면 매운맛을 그리워하기까지 한다. 매운맛을 싫어하던 소아들이
자라면서 매운맛을 좋아하게 되는 것은 입맛이 변한 것일까 아니면
자꾸 먹어서 길들여진 것일까.

필자는 입맛은 타고나는 것이 아니라 길들이는 것이라고 생각한
다. 특히 10세 이전에 부모에게 길들여져 고정된 입맛이 평생 동안
유지된다고 주장한다. 물론 성인이 되어도 어떤 특수한 상황을 겪
는다면 입맛이 변할 수 있다. 그러나 보통은 소아일 때 굳어진 입맛
이 평생을 간다. 어려서 짠맛에 길들이면 노인이 되어도 짠맛을 즐
기고, 매운맛에 길들이면 노인이 되어도 매운맛을 즐긴다. 그래서
자녀가 소아일 때부터 부모가 올바른 입맛을 길러 주는 것이 아이
의 일생에서 매우 중요한 일이다. 이왕 길들일 바엔 건강에 좋은 쪽
으로 입맛을 길들이는 편이 좋지 않겠는가.

성인이 되어 억지로 입맛을 바꾸는 것은 매우 힘든 일이며 장기
간의 시간이 필요하다. 최소한 6개월 이상의 시간과 각고의 노력이
요구된다. 큰 병을 앓거나 생명이 위태로운 지경, 커다란 정신적 충
격 등의 계기가 없다면 거의 불가능한 일일 수도 있다. 소아 때부터
올바른 입맛을 갖는 것은 개인, 가정뿐만 아니라 사회, 국가적으로

도 중요한 일이다. 육체적 건강과 함께 성격 형성과 정신 건강에도 직결되는 문제이기 때문이다.

맛이 편중되면 질병이 발생한다

오미의 기본 성질은 그 맛의 가장 대표적인 작용이다. 특징은 첫째, 누구나 느낄 수 있다는 것, 둘째, 변하지 않는다는 것이다. 예를 들면 신맛은 수렴작용을 하는데 성격이 급하거나 느리거나, 몸이 뚱뚱하거나 마르거나 상관없이 먹었을 때는 모두 수렴을 한다. 1천년 전의 식초나 현재의 식초나 모두 수렴작용을 한다. 이처럼 기본 성질이 변하지 않는 것은 다른 맛들도 모두 같다.

오미 본래의 성질은 변하지 않는다.

－『본초강목』

오미가 몸속에 들어오면 각각의 작용력으로 인체의 생리 기능에 영향을 준다. 맛을 편식하면 생리 기능도 한쪽에 치우치게 되니 신체의 평형이 깨어지고 질병이 발생한다. 곧 맛의 편식이 질병 발생의 원인이 되는 것이다. 맛이 지나치면 지나친 병이 되고, 모자라면 모자란 병이 된다. 그래서 한편으로 치우치지 않게 골고루 먹는 것이 건강 유지에 매우 중요한 과제이다.

만약 내가 어떤 병을 앓고 있다면 그것이 맛의 편중 때문에 발생한 것이 아닌지 살펴보아야 한다. 특히 만성병일 때는 더욱 자세히 살펴보아야 한다. 그래서 맛의 편중으로 발생한 질병이라면 맛을 알맞게 조절했을 때 질병이 개선되는 것이다. 예를 들면 고혈압 환자가 짠맛을 좋아할 때는 짠맛을 줄이면 혈압이 확 내려간다. 치질 출혈이 많은 사람이 매운맛을 먹지 않으면 출혈이 멈추면서 치질도 좋아진다.

오미의 짧은 작용, 긴 작용

강한 맛을 한 번에 많이 먹었을 때 인체는 즉각 반응을 나타내는데 이런 반응은 오미의 기본 작용과 관련된다. 예를 들면 매운 것을 한 번에 많이 먹으면 발산작용 때문에 후끈 열이 오르면서 땀이 난다. 신 것을 많이 먹으면 입에 침이 고이고 근육이 움츠러들며, 짠 것을 많이 먹으면 물이 몹시 당긴다. 쓴 것을 많이 먹으면 뱉어 내거나 급하게 삼킨 후 침을 자꾸 삼켜 밑으로 내려보낸다. 단맛을 많이 먹으면 기분이 좋아지며 몸이 늘어진다. 이런 즉각 반응은 먹는 양에 따라 다르지만 비교적 짧게 나타난 후 없어진다. 급성병은 강한 맛을 한 번에 많이 먹는 방법으로 치료할 수 있는 경우가 많다. 예를 들면 감기는 초기에 매운맛을 한 번에 많이 먹고 땀을 내는 방법으로 치료한다.

오미를 오랫동안 편식했을 때는 어떤 반응이 나타날까? 체내의 기운과 혈액의 순환에 미치는 작용이 오랫동안 지속하기 때문에 잘못되면 편중되어 질병을 유발할 수 있다. 특히 기운과 혈액의 순환에 작용하여 만성적인 병증을 일으킬 수 있다.

매운맛을 오래 먹으면 상승작용이 지속되어 하강력이 적어지고, 짠맛을 오래 먹으면 하강작용이 지속되어 상승력이 적어진다. 신맛을 오래 먹으면 기운과 혈액이 수렴되어 퍼지지 못하고, 단맛을 오래 먹으면 기운과 혈액이 뭉치고 울체한다.

인체는 기운과 혈액이 상하좌우로 잘 순환되어야 건강을 유지한다. 만약 기운과 혈액이 잘 순환하지 못하고 한쪽으로 몰리는 현상이 지속 되면 질병이 발생한다. 운동이 건강에 도움이 되는 것은 기운과 혈액의 순환을 촉진하기 때문이며 각종 순환제들도 인기리에 판매되고 있다. 그런데 운동을 하거나 순환제를 먹는 것보다 더 중요한 것은 오미를 편식하여 순환이 원활하지 못한 상황을 만들지 않는 것이다. 골고루 먹는 것이 가장 중요하다.

오미와 오장과의 관계

한의학에서는 오미와 오장의 관계를 중요시한다. 오미는 각각 소속된 장부가 있어서 그 장부의 기능을 조절할 때에 사용하고 있다. 여기에는 생각해 볼 점이 있다.

> 오미가 위장에 들어가면 각각 좋아하는 곳으로 들어가는 까닭에 신맛은 먼저 간장으로 들어가고, 쓴맛은 먼저 심장으로 들어가고, 단맛은 먼저 비장으로 들어가고, 매운맛은 먼저 폐장으로 들어가고, 짠맛은 먼저 신장으로 들어간다.
>
> —『황제내경』

분명히 신맛은 간장, 쓴맛은 심장, 단맛은 비장, 매운맛은 폐장, 짠맛은 신장에 먼저 들어가 작용한다고 하였다. 먼저 들어간다는 것은 가장 친밀하게 작용한다는 뜻이며, 전적으로 그 장부에만 작용한다는 뜻이 아니다. 신맛을 예로 살펴보자.

　신맛은 간에 들어가니 신맛의 수렴작용은 주로 간에 대한 작용력이 크다. 그러나 신맛이 간에만 작용하는 것은 아니다. 신맛이 강한 산수유는 신장의 음액을 보하고, 오미자는 폐와 심장의 음액을 보하며, 매실은 비위의 소화액 분비를 돕는다. 매운맛의 경우엔 열기가 상승 발산하여 폐에 먼저 작용하나 심장, 폐, 위장, 간 모두 뜨겁게 만들면서 발산한다.

　결론적으로 오미의 작용을 전체적으로 파악하는 것은 기본 작용을 아는 것이 가장 중요하며 어느 장부에 더 많이 작용하는가 하는 것은 상황마다 개별적으로 파악해야 하는 것이다. 그러나 장부의 상태를 판단할 때는 오미와 오장과의 관계를 사용하기도 한다. 다음은 그 예이다.

• 비위가 허약해지면 (비위를 보익하는) 단맛이 당긴다. 평소에 단맛을 즐기는 사람은 위장이 허약하다.

• 신장이 허약하면 (신장에 작용하는) 짠맛이 당긴다. 평소에 짜게 먹는 사람들은 신장이 허약하다.

• 간이 피로하여 허약해지면 신맛이 당긴다. 신맛을 즐기는 사람은 간이 허약하다.

• 심장에 열이 있으면 (열을 식혀 주는) 쓴맛을 잘 먹고, 열이 부족

하면 (열을 식혀 주는) 쓴맛을 먹지 못하며 억지로 먹으면 구역질을 한다.

바디 사인에 충실해야 한다

인체는 필요한 영양소를 요구하는 신호를 뇌로 보낼 때가 있다. 예를 들면 포도당이 부족하면 단것이 먹고 싶고, 단백질이 부족하면 고기가 먹고 싶은 경우와 같다. 이렇게 인체가 보내는 신호를 '바디 사인body sign'이라 한다. 이런 신호는 음식의 기미에도 나타나 자기에게 필요한 기미가 입에서 당기고 먹고 싶어질 수 있다. 이런 작용을 '입맛이 당겨서 스스로 치료함'이라 한다. 이런 반응은 단기적인 것과 장기적인 것이 있다.

단기적으로 입에서 당기는 것은 현재의 몸이 가장 필요로 하는 것이니 필요량이 충족되면 물려서 더 먹고 싶어지지 않는다. 예를 들면, 날씨가 추워 몸이 냉해지면 따뜻한 것이 먹고 싶고, 날씨가 뜨거워 몸이 더워지면 시원한 것이 먹고 싶어진다. 임신하면 신 것이 먹고 싶고, 정신적 스트레스를 받으면 매운 것이 먹고 싶다. 그리고 그것을 충분히 먹어 충족되면 더 이상 입에서 당기지 않는다.

장기적으로 입에서 당기는 것은 체질이나 오장의 상태와 관련하여 조금 다양하게 해석할 수 있다. 그중 간단한 것은 몸이 차가운 체질은 평소에 따뜻한 음식을 좋아하고, 몸이 뜨거운 체질은 평소에 차가운 음식을 좋아하는 것이다. 이것은 한의사들이 환자들을 파악할 때 가장 많이 고려하는 점으로, 이렇게 파악된 내용은 치료에도 응용된다.

> 만약 환자가 찬 음식 먹기를 좋아하면 (열증이니) 찬 약을 투여하고,
> 환자가 뜨거운 음식 먹기를 좋아하면 (냉증이니) 뜨거운 약을 투여
> 한다.
>
> — 『석실비록』

기와 미의 작용 순서

기氣와 미味가 함께 작용할 때는 사기의 작용이 오미의 작용보다 훨씬 빨리 나타난다. 차갑고 더운 사기의 작용은 뱃속에 들어가면 소화되기 전부터 나타나므로 소화되어야 본격적으로 나타나는 오미의 작용보다 훨씬 빠르게 나타나는 것이다.

예를 들면 고춧가루가 많이 들어간 매운 김치찌개를 먹었을 때는 땀이 나는데 뜨거운 김치찌개를 먹으면 빨리 땀이 나고, 차가운 김치찌개를 먹으면 그보다 늦게 땀이 난다. 고추가 소화되기도 전에 먹자마자 땀이 나는 것은 뜨거운 기의 작용이 매운맛의 발산작용보다 훨씬 빠르게 나타나기 때문이다.

냉기가 있는 사람이 우유를 먹을 때 냉장고에서 바로 꺼낸 찬 우유를 먹으면 금방 배가 아프고 설사가 난다. 냉기가 심한 사람은 우유가 소화되어 우유의 성분이 작용하기도 전에, 먹은 후 몇 분 안에 벌써 배가 살살 아프다. 그것은 우유의 성분 때문이 아니라 냉기 때문이다. 그런데 따뜻한 우유를 먹으면 냉기가 작용하지 않으니 배

가 아프지 않다. 우유의 냉기는 우유의 성분보다 몇 배나 빨리 작용하는 것이다.

기는 형체가 없어서 작용력이 빨라 뱃속에 들어가면 바로 작용이 나타나고, 미는 형체가 있는 물질이라 소화된 후에야 작용이 나타난다. 중요한 것은 형체가 없는 기도 쌓여서 축적될 수 있고, 많이 축적되면 한쪽으로 편향되어 질병을 유발한다는 것이다. 열기가 쌓이면 열병이 발생하고, 냉기가 쌓이면 냉병이 발생한다. 서양의학의 성분분석은 형체가 있는 성분만을 대상으로 하고 형체가 없다는 이유로 기를 인정하지 않기 때문에 허점이 많은 이론이다.

기미와 작용 부위

사기四氣는 찬 성질, 더운 성질을 나타내는데 자연현상처럼 열기는 상승하고 냉기는 하강한다. 열기가 강할수록 빠르게 높은 곳까지 상승하고, 냉기가 강할수록 빠르게 낮은 곳까지 하강한다.

오미도 제각각 상승과 하강을 한다. 양陽의 맛인 매운맛은 급하게 상승하며 꼭대기까지 올라가고, 단맛은 주로 중간에 작용하면서 조금 상승한다. 음陰의 맛인 신맛은 천천히 하강하고, 쓴맛은 가장 빠르고 급하게 하강하며, 짠맛은 가장 깊은 아래까지 하강한다.

기와 미가 결합하면 작용하는 방향과 힘이 결정된다. 상승하는 미와 열기가 결합하면 상승력이 강해지고 하강하는 미와 냉기가 결합하면 하강력이 강해진다. 상승력이 가장 강한 것은 맵고 뜨거운 것이고, 하강력이 가장 강한 것은 쓰고 차가운 것이다.

맵고 뜨거운 것이나 쓰고 차가운 것처럼 기와 미가 동일한 방향으로 작용하는 것은 그 힘이 강력하므로 잘못 사용하면 독이 되어 질병을 유발할 수 있다. 예를 들면 상승하는 기미가 강력하면 상부는 기가 너무 많아져 실해지는 반면 하부는 기가 너무 적어져 허약해지는 것이다. 너무 실해도 병이 되고, 너무 허약해도 병이 된다.

기미의 작용 부위를 아는 것은 중요하다. 어느 부위에 병변이 있다면 필요한 기미를 그리로 보내 치료할 수 있다. 예를 들면 병이 상부에 있을 때는 상승하는 기미를 사용해 약물의 작용을 상부로 인도하고, 병이 하부에 있으면 하강하는 기미를 사용해 약물의 작용을 하부로 인도하는 것이다. 병이 겉에 있으면 겉에 작용하는 기미로 인도하고, 병이 속에 있으면 속에 작용하는 기미로 인도한다.

맵고 뜨거운 것이 단맛과 결합하면 단맛의 끈적함 때문에 상승력은 조금 감소하나 단맛이 에너지를 보충해 지속성이 더 오래간다. 쓰고 차가운 것이 짠맛과 결합하면 급히 하강하는 성질이 조금 감소하나 더 깊이 내려가며 짠맛의 연견 작용 때문에 장 내부의 노폐물을 제거하는 효능이 더 강력해진다.

음식의 조리법이 성미를 바꾼다

한의학에서는 약물을 가공하여 원하는 방향으로 작용력을 변화시켜 사용한다. 약물의 기미는 가공 과정을 거치면서 변화가 발생하고 작용력에도 영향을 주기 때문이다. 찬 성질과 더운 성질, 상승력과 하강력에 모두 영향을 준다. 그것을 약재의 수치법 또는 포제법이라 한다. 그런 변화는 음식에서도 마찬가지이니 음식도 조리법에 따라 성미가 변한다.

재료를 생으로 먹는 것은 재료 본연의 성미를 먹는 것이다. 그런데 불을 사용해 조리하면 재료에 열기가 더해진다. 열기의 강도는 물에 찌는 것 〈 끓이는 것 〈 기름에 볶는 것 〈 불에 직접 굽는 것 순이다. 채소와 과일의 찬 성질도 불을 이용해 조리하면 찬 성질이 줄어들거나 없어진다. 찬 것을 먹으면 뱃속이 불편한 사람이 채소와 과일을 먹으려면 불에 조리해 찬 성질을 줄인 후 먹는 것이 좋다.

고기는 대부분 온성이지만 돼지고기와 오리고기는 약간의 냉성이 있다. 그런데 고기를 먹을 때는 생으로 먹지 않고 푹 익혀 먹으니 그 과정에서 냉성이 온성으로 바뀐다. 비록 돼지고기와 오리고기가 약간의 냉성이 있더라도 푹 익힌 것은 냉성이 사라지고 온성을 띠는 것이다. 그 밖의 고기는 온성인데 불기운이 가해지면 더 따뜻해진다. 따라서 익혀 먹은 고기는 대부분 열기가 있다고 할 수 있다. 고기를 많이 먹으면 몸이 뜨거워진다.

불기가 가해진다고 모두 뜨거워지는 것은 아니다. 향이 강한 매운맛은 불에 익히면 매운 향이 날아가면서 매운맛이 약해지고 단맛이 강해진다. 향이 사라지면 발산작용이 줄어들고, 매운맛이 약해지면 열기가 약해지고, 단맛이 강해지면 보익성이 강해진다.

양념도 영향력이 강력한 식품이다. 음식에 술이나 향신료를 넣으면 열기가 더해져 상승력이 강해지고, 소금을 넣으면 하강력이 강해진다. 식초를 넣으면 수렴작용이 강해지고, 설탕을 넣으면 다른 맛의 작용을 순화시키는 한편 위장을 보하는 작용이 강해진다.

탕약은 꼭 데워 먹어야 하는가

가루약이나 알약을 먹을 때는 따뜻한 물로 먹느냐, 찬물로 먹느냐에 따라 작용 속도가 달라진다. 따뜻한 물로 먹을 때가 찬물로 먹을 때보다 작용 속도가 더 빠르다.

탕약은 일반적으로 데워 먹어야 한다고 알려져 있는데 데우기가 귀찮아서 탕약을 먹기 싫다는 사람들도 많다. 특히 주로 집밖에서 생활하는 직장인이나 학생들이 그렇다. 그렇다면 탕약은 꼭 데워 먹어야만 하는 것일까?

탕약을 데워 먹는 이유는 따뜻한 것이 소화를 돕고 또 약효가 빠르게 작용하기 때문이다. 그러나 반드시 그런 것은 아니다. 약을 먹을 때는 뜨거운 기미의 약은 차갑게 먹고, 차가운 기미의 약은 따뜻하게 먹는 것이 원칙이다. 그것의 약의 부작용을 막기 위해서이다. 뜨거운 기미의 약을 따뜻하게 데워 먹으면 상승력이 너무 강하여 일시적인 두통이나 어지럼증이 발생할 수 있다.

예전에 따뜻한 기미의 보약을 지어 간 환자에게서 전화가 온 적이 있었다. 보약을 먹으면 두통이 발생하는데 복약 후 한 시간 정도 지나면 두통이 사라진다고 하였다. 생각해 보니, 만약 잘못된 처방이라면 두통이 지속적일 텐데 유독 약 복용 후 한 시간 정도만 두통이 나타나다 사라지는 것이 의심스러웠다. 그래서 환자에게 물어보니 약을 뜨겁게 데워 먹었다는 것이다. 환자에게 따뜻한 성미의 보약을 너무 뜨겁게 먹어서 열이 빠르게 올라 그런 것이니 앞으로는 차갑게 복용하라고 말하였다. 그 후 확인해 보니 약을 차갑게 먹고 부터는 두통이 사라졌다고 하였다.

　약의 작용력을 높이기 위해 복용법을 바꿀 수도 있다. 어떤 환자는 차가운 기미의 변비약을 지었는데 효과가 늦다고 하였다. 차가운 약은 따뜻하게 먹는 것이 원칙이지만 약의 효과를 높이기 위해 차갑게 복용하라고 일러주었더니 효과가 빠르게 나타났다며 만족스러워 했다.

　바둑선생님은 바둑을 처음 지도할 때 정석부터 가르치지만 어느 정도 경지에 오르면 정석을 잊어버리라고 말한다. 처음에는 정석을 익혀 기본 실력을 갖추어야 하지만 실력이 늘어난 후에는 정석에만 얽매이지 말고 그때그때의 상황에 맞게 응용해야 한다는 의미이다.

　한의학에서도 마찬가지이다. 이 책은 한의학의 원칙을 위주로 설명하고 있다. 독자들은 먼저 한의학의 원칙을 배우고 익혀야 한다. 그리고 원칙을 어느 정도 익힌 후에는 현재 상황에 필요하다면 원칙과 다르게 응용할 수도 있다. 위에서 말했듯 탕약을 복용할 때는 뜨거운 기미의 약은 차갑게 먹고 차가운 기미의 약은 따뜻하게 먹는 것이 원칙이지만 환자의 증세나 약 복용 후 발생하는 증상에 따라 복용법을 얼마든지 다르게 할 수도 있는 것이다.

　한의사는 환자에게 한약 복용법을 정확히 알려 주어야 환자의 혼란을 막을 수 있다. 만약 그런 것이 없었다면 이것저것 따질 것 없이 냉장고의 냉기만을 제거하고 실온의 상태로 먹는 것이 좋겠다.

올바른 식습관

뭘 먹고 살아요?

영화 『서편제』는 한국적 정서를 바탕으로 한 내용과 아름다운 화면, 주연 배우들의 열연과 판소리, 배경음악 등 모든 면에서 뛰어난 작품이다. 필자는 대학 시절에 서편제를 보고 큰 감동을 받았던 기억이 새롭다. 같이 본 친구는 영화관에서 몰래 서편제 포스터를 떼어다 하숙방에 붙여 놓고 보기까지 하였다.

『서편제』의 남주인공 유봉은 송화의 눈을 멀게 만들어 마음에 한을 심어 준 후 인적이 드문 두메산골로 데리고 가서 소리에 눈뜨도록 가르치려고 한다. 산골로 간 송화의 가냘픈 첫마디는 "이제 뭘 먹고 살아요?"였다. 먹거리가 부족한 산골에서 뭘 먹고 사느냐는 물음이다. 음식에 관한 필자의 책이 출간된 후 책을 다 읽어 본 친구 부인의 첫마디는 "그래서 뭘 먹으라는 거야?"였다고 한다.

생명 유지를 위해 무엇을 먹고 살아야 하는가 하는 문제는 예나 지금이나 같지만 내용은 완전 다르다. 과거에는 먹거리가 부족했으니 먹는 양이 무엇보다 중요했다. 흉년이 들거나 보릿고개 시절이 되면 구휼미가 배포되고 그것마저 없으면 백성들은 풀, 나무껍질 등을 삶아 먹었다. 초근목피로 연명했던 것이다. 식량 부족은 민중 봉기를 일으키기도 하였다. '복 중에 식복이 제일이다', '등 따습고 배부르면 더 바랄 것이 없다' 같은 속담은 먹거리가 부족했던 선조들의 생활상을 반영하고 있다.

현대는 먹거리가 풍족하니 먹는 양이 부족해 발생하는 질병보다 너무 많이 먹어서 발생하는 질병이 더 많은 시대이다. 영양 과잉의 시대에는 얼마만큼 먹느냐 하는 것보다 무엇을 어떻게 먹어야 하느냐를 잘 알아야 한다. 올바른 식습관이 가장 중요하다는 말이다.

올바른 식습관 1 : 골고루 먹기

사람들은 몸에 좋은 음식을 먹는 것을 좋아한다. 마치 좋은 것만 골라 먹으면 슈퍼맨이라도 될 수 있는 것으로 착각하는 것 같다. 성분 분석을 따르는 사람은 무슨 영양소가 많아서 좋다며 즐겨 먹고, 체질의학을 따르는 사람은 내 체질에 이 음식이 좋다며 그것만 골라 먹는다. 그런데 그런 생각에는 큰 함정이 있다. 조금만 잘못되어도 골라 먹는 것 자체가 편식이 되기 때문이다. 물론 현실에 맞게 유기농 식품을 먹거나, 육식보다 채식을 더 하는 방법은 옳다. 하지만 어떤 음식이 좋다고 해서 그것만 먹는 것은 매우 위험한 행동이다.

한의학에서는 몸이 건강하면 골고루 먹는 것이 대원칙이다. 다만 질병이 발생하면 병증이나 체질에 맞게 가려 먹어야 빠르게 치료될 수 있다.

골고루 먹어야 하는 것은 무엇 때문일까? 질병은 인체 내의 평형이 깨져 순환이 원활하지 않을 때 발생한다. 편식이 나쁜 이유는 기미가 한쪽으로 치우치기 때문에 몸의 기운도 편중되어 평형이 깨지기 때문이다. 결국 편식이 순환장애를 일으켜 질병이 되는 것이다. '병에 걸린 다음에는 평소 좋아하는 음식을 멀리하고 싫어하는 음식을 가까이해 보라'는 격언이 있다. 음식을 편식하면 질병이 발생하므로 병에 걸린 후에는 즐기던 음식을 멀리하고 싫어하던 음식을 먹어서 치료하라는 뜻이다. 이 말은 편식으로 깨진 평형을 다시 맞추어 주면 치료된다는 뜻도 된다.

평소 생활에서 골고루 먹는 것은 건강을 유지하는 데 매우 중요하다. 골고루 먹어서 음적인 음식은 양적인 음식으로 중화시키고, 양적인 음식은 음적인 음식으로 중화시켜 평형을 유지해야 한다.

〈 양적인 음식 〉

더운 성질이 있어 열이 나게 한다. 고기, 술, 밀가루, 향기 강한 것, 자극적인 것, 뜨거운 국이나 찌개 등이 있다. 맛으로는 매운맛, 단맛이다. 고춧가루 범벅인 음식, 맵고 뜨거운 김치찌개, 매운 떡볶이, 불에 구운 고기 등은 양기가 강한 매우 뜨거운 음식이다.

〈 음적인 음식 〉

찬 성질이 있어 몸을 냉하게 만든다. 채소, 나물, 과일 등이 있다. 맛으로는 신맛, 짠맛, 쓴맛이다. 얼음, 아이스크림, 냉장고에서 바로 꺼내 냉기가 포함된 찬물, 찬 음료수, 찬 과일, 찬 우유는 음기가 강한 매우 차가운 음식이다.

식사할 때는 양적인 음식과 음적인 음식을 골고루 먹어야 한다. 따뜻한 성질과 차가운 성질을 골고루 먹고, 오미도 치우치지 않게 골고루 먹어야 한다. 또 푸른색, 붉은색, 누런색, 흰색, 검은색 등 오색의 음식을 골고루 먹으면 오장의 평형을 유지하는 데 도움이 된다. 예를 들면 식탁에 흰쌀, 붉은 김치, 누런 된장국, 검은 콩자반, 푸른 채소를 함께 올려 먹으면 오색을 골고루 먹는 것이다. 육지에서 생산되는 것과 바다에서 생산되는 것도 골고루 먹어야 한다.

따뜻한 것과 차가운 것을 함께 먹을 때는 먼저 따뜻한 것을 먹은 다음에 차가운 것을 먹는 것이 좋다. 그 이유는 위장은 따뜻해야 소화가 잘되므로 따뜻한 것을 먼저 먹어서 위장을 가열하려는 것이다. 식후에는 서늘한 물을 조금 마셔야 하는데 위장이 소화 운동을 하면서 지나치게 뜨겁게 가열되지 않게 하려는 것이다. 그런데 식사 중이나 식후에 찬물을 많이 먹으면 위장을 너무 식혀서 소화에 좋지 않다. 후식으로 얼음물이나 아이스크림처럼 강한 찬 것을 먹는 것은 소화 작용에 매우 나쁘다. 또 공복에 강한 찬 것을 먹는 것은 몸속에 냉기를 쌓는 행위이니 주의해야 한다.

올바른 식습관 2 : 제철음식 먹기

자기가 사는 지역의 기후나 환경에 잘 적응해야 살아남을 수 있는 것은 동물과 식물이 같다. 그런데 식물이 동물보다 지역의 특성에 더 잘 적응한 것이다. 동물은 상황에 따라 지역을 옮겨 다닐 수 있으나 식물은 뿌리 박고 움직이지 못하므로 그 지역에 잘 적응해야만 살아남을 수 있었기 때문이다.

사계절의 기후 변화는 그 계절이 생산하는 자연물에 영향을 준다. 동식물은 사계절의 변화에 적응하여 살아가도록 자기의 몸을 변화시키므로 그 계절에 생산된 자연물이 그 계절에 적응하는 힘을 가장 많이 담고 있다. 그래서 인간은 제철음식을 먹어야 한다.

제철음식을 먹는 것은 두 가지 의미가 있다. 첫째, 제철음식은 그 계절의 기운에 적응할 수 있도록 도와준다. 둘째, 제철음식을 먹어야 그 계절의 계절성 질병을 예방할 수 있다.

현대는 생산법의 발달로 계절과 상관없이 과일과 채소를 생산해 내기 때문에 어느 채소와 과일이 제철음식인지 아닌지 알 수 없을 때가 있다. 거기에 성분분석과 영양학이 결합하여 사시사철 팔리는 음식들 때문에 대자연의 기운에 잘 적응하지 못하여 허약해지고 질병이 발생할 때도 많다. 한 가지만 예를 들어 보자.

여름은 무더위에 체온이 상승하고 땀을 많이 흘리므로 기운이 빠지고 탈진하며 심하면 열사병에 걸려 생명이 위험할 수도 있다. 그럴 때 수분이 많고 찬 성질이 있는 여름 과일을 먹으면 해갈이 되면서 기운이 난다. 여름 과일은 여름철의 대표적인 보약 음식이다. 그런데 겨울에는 비타민이 부족하니 과일을 많이 먹어야 한다고 인식하여 찬 성질의 여름 과일을 먹으면 어떻게 될까? 인체를 따뜻하게 만들어 겨울 추위에 견뎌 내야 할 시기에 차가운 여름 과일을 먹으면 인체는 냉해져서 추위를 견디기 힘들고 허약해지며 냉기병에 걸리기 쉬워진다. 겨울철에 비타민을 보충해 감기를 예방한다고 찬 과일을 먹으면 겨울 감기에 더 잘 걸릴 수 있다는 이야기다.

다른 계절도 이처럼 자연의 기후 변화와 인체와의 관계를 생각하여 음식 조절을 해야 한다. 어떤 영양소가 부족하다고 생각해 계절에 맞지 않게 먹는 것은 계절의 변화에 적응해야 하는 인체에 타격을 줄 수 있다. 제철 음식을 먹는 것은 자연의 기운에 가장 잘 적응하게 하는 것이라는 점을 기억하자.

올바른 식습관 3 : 기후 변화에 따른 식사법

시간의 변화에 따른 자연의 기후 변화에 잘 적응하는 것이 한의학 양생법의 핵심이다. 이런 변화는 넓게는 일 년 사계절 좁게는 하루 밤낮의 변화를 살펴서 생활에 적용해야 한다.

자연의 기는 호흡과 관련한 폐와 피부 그리고 인체에 거미줄처럼 분포된 경락을 통해 인체와 교류하며 영향을 준다. 따라서 자연의 변화에 잘 적응하면 인체가 편안하고 잘 적응하지 못하면 생리 기능에 이상이 생겨 질병이 발생한다. 또 기후의 변화를 잘 살피면 인체 내의 상태를 알 수 있을 뿐만 아니라 경락의 기를 조절하여 질병을 치료할 수도 있다.

인간이 자연에 적응하는 방식은 크게 두 가지다. 하나는 자연의 변화에 순응하여 인체의 기를 기르는 것이고, 또 하나는 자연의 기에 적절히 대항하여 체내의 기운이 너무 항진되지 않도록 조절하는

사계절 음식 건강

	봄	여름	장마철	가을	겨울
자연의 기	양기가 상승하고 발산하기 시작	양기의 상승 발산이 극에 이름	습열이 많다.	양기가 수렴되어 하강하기 시작	양기가 잠복하고 음기가 왕성
장부의 기	간장이 왕성	심장이 왕성	비장이 왕성	폐장이 왕성	신장이 왕성
곡식	기장쌀, 보리(조금)	보리(많이), 녹두, 팥, 흰콩, 옥수수	찹쌀, 피, 조, 팥, 수수, 흰콩, 옥수수	좁쌀, 고구마, 감자	콩류, 검정콩, 들깨, 검은깨
채소	냉이, 달래, 씀바귀, 부추, 돌나물 죽순, 두릅, 고사리, 새싹채소, 봄동, 쑥	오이, 상추, 호박, 열무, 가지, 미나리, 깻잎, 고구마순, 근대, 채소잎, 풋고추, 마늘쫑, 미역, 다시마	아욱, 가지, 오이, 미역, 다시마	배추, 가을무, 당근, 버섯류, 도라지, 더덕, 우엉, 연근, 늙은호박, 토란, 붉은고추	쑥갓, 순무, 시금치
과일	딸기, 앵두, 살구, 오디	수박, 참외, 토마토, 복숭아, 자두, 포도, 무화과, 레몬	수박, 토마토, 자두, 포도	사과, 배, 대추, 석류, 모과	귤, 감, 곶감
견과류	–	–	–	잣, 땅콩, 은행	호두, 밤
생선	꽃게, 오징어, 쭈꾸미	민어, 꼼장어, 갯장어, 꽁치	–	전어, 메기 미꾸라지, 낙지	대게, 명태, 과메기, 방어, 빙어, 양미리
해산물	조개류	전복	–	대하	굴, 꼬막, 홍합, 가리비
꽃차	매화차, 도화차, 진달래꽃차, 목련꽃차, 생강나무꽃차	금은화차, 장미꽃차, 편두화차	–	노란국화차, 구절초꽃차	생강나무꽃차
맛	약한 매운맛으로 양기를 도움. 과한 신맛 금지. 약한 단맛으로 비위를 도움	쓴맛으로 해열. 신맛으로 수렴. 담담한 맛으로 이뇨. 가끔 매운맛으로 냉기를 제거함	쓴맛으로 해열. 담담한 맛으로 이뇨. 약한 짠맛으로 신장을 도움	신맛으로 수렴한다. 매운맛은 조금만	매운맛으로 추위를 이긴다. 약한 쓴맛으로 심장을 도움
중요점	봄나물, 산나물 많이	보리쌀, 과일, 서늘한 채소 많이. 담백한 음식(백김치), 복날 삼계탕	오곡밥, 이뇨 효과 많은 음식(옥수수 수염차)	쌀밥, 좁쌀을 많이 먹는다.	콩, 콩잎 많이. 살코기, 매운 음식이 좋다. 매운 김치, 파김치, 동치미
주의점	신맛이 지나쳐 양기가 뭉치면 안 됨. 식초, 신과일 주의. 콩은 조금만 먹음	찬것 많이 먹으면 안 됨. 매운맛 즐기면 기운이 손상됨. 성욕 돋우는 자극적인 음식 금지	–	매운맛이 지나쳐 폐를 건조하게 만들면 안 됨	매운맛이 지나쳐 땀을 많이 흘리면 안 됨. 여름 과일 주의

것이다. 자연에 대한 인간의 순응과 대항이라는 측면을 잘 이해해야 한다. 한의학의 적응 방식은 일상생활은 자연의 기운을 따르고, 음식 섭취는 자연의 기운에 순응과 대항을 적절히 함께하는 것이다. 봄철을 예로 들어 보자.

봄은 겨울 동안 땅속에 깊이 숨어 있던 양기가 상승하는 시기이다. 봄에 아지랑이가 피어오르는 것은 땅속의 양기가 상승하는 자연 현상이다. 따라서 사람은 자연의 기운을 따라 인체의 양기를 살리는 생활을 해야 한다. 아침마다 일찍 일어나 머리를 풀어 헤치고 뜰을 산책하며 마음에 생동감을 불러일으키는 것이 봄철에 양기를 살려 주는 좋은 생활 습관이다.

봄에는 양기를 살리기 위해 과하게 맵지 않은 음식을 조금 먹는다. 그리고 양기의 상승을 방해하는 식초, 신김치 같은 과한 신맛과 양기를 가라앉히는 콩류는 조금만 먹어야 한다. 만일 매운맛을 너무 많이 먹거나 양기가 너무 항진되면 음액이 부족해져 열이 올라 얼굴이 붉어지고 열감을 느끼고 마음이 조급해지며 짜증을 잘 내는 등의 상기증이 발생할 수 있다. 그때는 신맛을 먹어 수렴하는 한편 약간의 쓴맛으로 기를 하강시켜야 한다. 봄에 가장 중요한 음식 양생은 막 자라나는 봄나물을 많이 먹는 것이다.

다른 계절도 이런 방식으로 자연의 기에 적응하는 생활과 음식 조절을 해야 한다. 이런 관점이 계절에 따른 한의학의 생활관과 음식관이다. 조금만 이해하면 어렵지 않다.

사계절의 기후 변화에 적응하는 기본은 제철음식을 먹는 것이나 거기에 사계절의 음식건강법을 추가해서 참고해야 한다.

병은 고쳤는데 사람은 죽는다(?)

당뇨병 환자, 신장병 환자

당뇨 환자는 우리 주위에 아주 많다. 우리나라는 '천만 당뇨 시대'라고 하니 인구수에 비례해 엄청나다. 갈수록 폭증하니 곧 이천만 당뇨 시대가 될지도 모르겠다. 당뇨 환자가 많은 원인과 치료에 관해서는 본문에서 일부 제시한 바 있다. 여기서는 서양의학의 음식 관리에 대해 말하고자 한다.

　서양의학은 음식의 성분분석에 따라 당을 직접 높이는 당분이 많은 음식 곧 탄수화물이 많은 음식을 금지하고 있다. 아울러 당뇨 합병증인 혈관질환을 악화시키는 지방이 많은 식품도 금지한다. 그런데 탄수화물과 지방을 많이 함유한 식품이 너무나 많다는 점이 문제이다. 자주 먹는 것은 대부분 단맛이고 탄수화물이 많다는 점에서 탄수화물을 제외해 버리면 먹을 것이 별로 없다. 거의 모든 곡식부터 과일까지 먹지 못하고 결국 살코기와 채소만 먹고 살라는 이야기인데 그러고도 건강하게 살 수 있는 사람은 단 한 명도 없다.

필자가 8~9세 때 집 앞에 있던 양방 의원의 의사는 얼굴이 잘생기고 친절하여 환자가 많았다. 몇 년이 지난 어느 날 어머니가 다른 사람들과 대화할 때 그 의사가 죽었다고 이야기하는 것을 들었다. 당뇨병을 앓아 삐쩍 말라서 고생하다가 죽었다는 것이다. 지금 추측해 보면 아마도 양의사이니 양약은 충실하게 먹었겠지만 음식 관리도 서양의학식으로 철저하게 하다가 영양부족으로 허약해진 것이 삐쩍 마르고 일찍 사망한 원인이었을 것이다. 당뇨병을 음식의 성분분석에 따라 관리하면 그런 결과를 낳는다. 주위를 살펴보면 그런 관리로 인해 허약해진 사람들이 너무나 많다. 혈당 수치가 잘 조절되고 당뇨병은 잘 관리되고 있다는데 사람이 죽는다면 과연 올바른 치료 관리일까?

당뇨병보다 심각한 질병도 있다. 만성적인 신장병인 만성신부전이다. 서양의학은 만성신부전 환자에게 음식의 성분분석에 따라 주의할 식품을 지정하고 있는데 그 음식들을 살펴보면 도대체 뭘 먹고 살란 말인가 하는 한탄이 저절로 나올 만하다.

만성신부전 금지 음식

1. 염분(나트륨)이 과다한 식품
   소금, 간장, 고추장, 염장식품(장아찌, 젓갈), 김치, 라면, 건어물, 찌개 국물 등
2. 칼륨이 많이 들어 있는 식품
   곡류 : 현미, 흑미, 팥, 녹두 등

과일류 : 토마토, 바나나, 참외, 멜론, 수박, 건과일(건포도, 곶감 등), 천도복숭아, 키위 등

채소류 : 아욱, 시금치, 미나리, 참취, 부추, 쑥갓, 근대, 죽순, 머위, 늙은 호박, 양송이버섯 등

3. 인이 과다한 식품

우유, 요구르트, 치즈, 잡곡, 견과류 등

필자가 조사한 바에 의하면, 우리가 평소에 먹는 거의 모든 식품에 나트륨과 칼륨이 들어 있으며 그렇지 않은 식품은 거의 드물다. 칼륨은 과일과 채소에 가장 많고 곡류에도 많이 함유되어 있다. 만성신부전 환자는 결국 곡식, 과일, 채소를 먹지 말란 말과 같다. 거기에 인이 들어갔다는 이유로 우유와 유제품, 견과류까지 금지하니 정말로 먹을 것이 없다. 환자 관리가 한심할 지경이다.

필자의 한의원에 만성신부전을 앓고 있는 남성 노인이 방문한 적이 있다. 양방병원에서 금지하는 음식이 너무 많은데 어떻게 해야 하냐고 상담하였다. 나는 분명히 말하였다. 그렇게 가려 먹다가는 병은 낫는데 몸은 죽는다. 그럼 안 된다. 제 말을 믿고 한 번만 따라 해 보시라 설득하고 그 환자에 맞게 음식을 정해 주었다.

"곡식은 몸을 보하면서도 이뇨작용을 하여 무리가 없으니 현미를 드시면서 신장을 보하는 검은콩을 많이 드세요. 녹두, 팥은 드시되 조금만 드세요. 미나리와 아욱은 해독작용을 하고, 늙은 호박은 몸을 보하고, 부추는 피를 맑게 하고 몸을 따뜻하게 하니 드세요. 견과류도 신장을 보하니 드시고 과일과 채소는 한꺼번에 많이 먹지

만 않으면 되니까 조금씩 나눠 드세요. 목이 마르면 우유도 한 잔씩 드세요. 중요한 것은 소금은 완전히 줄여서 먹고 절대 짜게 먹으면 안 된다는 거예요. 라면, 햄버거 같은 인스턴트식품은 절대 금지하세요."

몇 달 후 방문한 할아버지는 원장 말을 믿고 먹지 않던 음식들을 곡식 위주로 양을 조금씩 늘려 먹었더니 힘이 생기고 건강해졌다고 하였다. 양방병원에서 정기 검진을 받았는데 수치가 약간 올라갔으나 위험할 정도는 아니라고 하였고, 수치가 올랐어도 기운이 생겨 좋다고 하였다. 예전에는 조금만 활동해도 피곤하고 기운이 빠지고 숨이 찼는데 지금은 활동을 많이 해도 피로하지 않고 기운이 넘친다면서 고마워했다.

진정 환자를 위하는 방법은 무엇인가? 무조건 금지해 병은 낫지만 환자는 허약해지는 방법인가 아니면 수치가 조금 올라도 힘차게 사는 방법인가? 환자들의 판단에 맡겨야 하는 현실에 의료인으로서 마음이 편치 못하다. 성분분석은 허술한 이론이다. 성분분석에 바탕을 둔 서양의학의 정보 독점이 사람들의 눈을 가리고 환자 관리의 효율성을 떨어뜨리면서 환자들을 더 큰 위험으로 내몰고 있다.

소고기체질, 닭고기체질, 돼지고기체질
- 체질식 비판

어느 날 한 환자분이 방문하여 짜증 섞인 말투로 필자에게 한 질문과 그에 대한 나의 대답을 적어 본다.

"원장님, 이 한의원에서는 나를 소음인이라고 하고 저 한의원에서는 태음인이라고 하고, 다른 한의원에서는 소양인이라고 하는데 왜 이렇게 한의원마다 말이 다른 것입니까? 원장님이 보시기에 도대체 내 체질은 무엇입니까?"

한의원에 처음 방문한 환자의 첫마디에 짜증이 섞여 있어서 당황스러웠으나 그 내용이 체질 감별에 관한 것이라 조금 이해가 갔다. 그전에도 이런 환자가 여럿 있었기 때문이다.

"체질에 관심이 많으신가 봐요?"

"네."

"왜 체질에 관심이 많으세요?"

"체질에 좋은 것을 가려 먹으려고요."

"체질에 좋은 것만 먹으면 슈퍼맨이 될 것 같으세요?"

"몸에 좋지 않겠어요?"

"사람들이 자기 체질에 맞는 것만 골라 먹으면 몸에 좋을 것이라고 생각하는 것은 큰 착각입니다. 인체는 자정작용이 있어요. 좋은 것은 흡수하고 나쁜 것은 걸러 내보내죠. 음식을 잘못 먹고 설사하거나 구토하는 것은 나쁜 것을 몸 밖으로 내보내려는 일종의 생리 현상이에요. 그렇게 좋은 것은 흡수하고 나쁜 것은 내보내고 하는 경험을 통해 인체의 장기가 단련되면서 튼튼해져요. 자연치유력이 강화되는 것이죠.

만약 좋은 것만 먹는다고 생각해 보세요. 온실 속의 화초를 생각해 보면, 온실이란 좋은 환경에서 살다가 밖의 거친 환경에 나가면 잘 살 수 있겠어요 없겠어요? 잘살지 못하겠죠. 사람도 마찬가지예요. 온실 속의 화초처럼 살다가 험한 세상에 나가면 잘 살지 못해요. 살아가면서 무슨 험한 꼴을 당할지 모르는데. 그때마다 위험을 잘 이겨내고 살려면 위험에 대처하는 힘이 있어야 하는데 그런 힘은 평소에 직접 겪으면서 단련하는 거예요. 절대 말로만 해선 안 되는 겁니다. 직접 겪어 봐야죠.

음식 말고 다른 예를 들어 볼게요. 몇 년 전에 영국에서는 놀이터에서 모래를 만지며 논 아이들이 집안에서만 논 아이들보다 면역력이 몇 배 높다고 발표했어요. 모래 속에 세균이 많다고 아이들을 놀이터에 보내지 않으면 외부의 세균과 접촉할 기회가 없고 그럼 면역력이 떨어지기 때문에 막상 세균에 접촉하면 병에 잘 걸리고 마는 겁니다. 자연 속에서 살아가는 이상 무조건 세균을 피하기만 한다고 건강한 것이 아니에요. 우리 몸의 면역력은 세균을 피해서 길러지는 것이 아니라 세균과 접촉하면서 세균을 이겨내야 길러지는 것이라는 점을 명심해야 해요.

오장육부도 단련해야 튼튼해집니다. 좋은 음식 나쁜 음식 다 먹으면서 장기를 단련시켜야 면역력이 길러지는 거예요. 예를 들어 현미가 맛없다고 안 먹거나 또는 소화가 안 된다고 현미를 안 먹어버릇하면 평생 현미 못 먹어요. 처음에 맛이 없어도 자꾸 먹으면서 입맛에 적응시키고 소화가 안 되어도 계속 먹으면서 위장하고 소화기를 단련시켜 현미에 적응하게 해야 하는데 마냥 피하니까 그담부터는 못 먹는 거예요. 나이 들고 병들어서 예를 들면 당뇨병에 좋다고 현미 먹으려고 해도 그땐 소화가 안 돼서 못 먹어요. 단련이 안 돼서요. 다른 음식들도 마찬가지예요. 좋다는 것, 입에 맞는 것만 먹으면 편식하는 거예요. 편식하면 더 나빠요. 그리고 독버섯처럼 진짜 독이 든 음식만 아니라면 사람한테 그렇게 나쁜 음식은 없어요."

"원장님은 체질의학에 대해 부정적이신가 봐요?"

"전혀 아닙니다. 저도 체질의학 좋아해요. 어떤 사람은 체질의학이 한의학의 마지막 보루라고 하는데 그 말도 어느 정도 동의하고요. 체질의학은 우리가 보호하고 발전시켜야 하는 학문이죠. 저도 환자 치료할 때 환자의 체질이 뚜렷하고 병증도 체질적 병증이 있으면 체질 처방 많이 써요. 그런데 체질 처방 써서 환자 치료하는 것과 평소에 체질식만 하는 것은 다른 거예요. 병들었을 때 체질 처방 쓰고 체질식을 하는 것은 치료 효과를 조금 빠르게 하려는 의도

지만 그렇다고 평소에 체질에 맞는 것만 먹으면 건강하다는 것은 완전 다른 거죠. 좋다는 것만 먹어서 병이 안 걸리는 것도 아니고요."

"그럼 한의원에서 체질 감별하고 체질식을 하라는 것은 무엇 때문인가요?"

"좀 전에 말씀드린 것처럼 병이 있을 때 빨리 치료하려고 그런 거예요."

"어떤 한의원에서는 사람들을 소고기체질, 닭고기체질, 돼지고기 체질로 나누어 체질을 개선해 준다며 홍보하던데요?"

"그래요? 소고기 체질이요? 재미있네요. 태음인은 소고기, 소음인은 닭고기, 소양인은 돼지고기가 잘 맞는다고 분류해 놓았으니 그걸 말하는 모양이네요. 환자에게 쉽게 설명하려고 그런 거 같아요. 그런데 문제가 있죠. 그건 체질식의 문제이기도 한데요.

예를 들면 첫째, 태음인은 소고기가 아닌 다른 고기는 먹으면 안되느냐 하는 문제고요, 둘째, 소고기 먹다가 탈이 나서 소고기 못먹게 되면 앞으로 고기는 아예 못 먹게 되는 것이냐 하는 문제죠. 예전에 어떤 환자가 왔는데 어느 한의원에서 자기는 소양인이니 고기 먹을 때 돼지고기만 먹으라고 했다는 거예요. 그래서 그 후에는 돼지고기만 먹었는데 어느 날 돼지고기 먹고 급체를 한 거예요. 문제는 급체한 그날부터 돼지고기를 못 먹어요. 돼지고기만 먹었다 하면 체기가 올라오고 얼굴에 뭐가 벌겋게 돋아난다는 거예요. 피부과에서는 돼지고기 알레르기라고 먹지 말라고 그랬대요. 그래서 돼지고기 체질이 돼지고기를 못 먹게 된 거죠. 나한테 자기는 돼지고기체질인데 돼지고기를 못 먹게 되었으니 앞으로 고기는 전혀 못 먹는 것이냐 묻는 거예요. 참 대답하기 답답했어요. 도대체 왜 어떤 상황이 벌어질 줄 알고 환자들한테 이것만 먹고 저것은 먹지 마라 하는지 모르겠어요. 한의사들도 자신의 가벼운 입놀림에 평생 고통받는 사람들이 있다는 것을 알아야 해요. 돼지고기체질이 소고기, 닭고기 먹어도 소화만 잘 시키면 아무 문제없어요. 절대 사실이에요. 소고기체질이 돼지고기 먹어도 문제될 거 없고요. 음식으로 장난치는 놈들이 나쁜 놈들이에요. 왜 사람들한테 그런 부담을 줘서 먹을 수 있는 걸 못 먹게 만드는지 모르겠어요."

"그럼 그 한의원에서는 왜 그런 겁니까?"

"한마디로 장삿속이죠. 사람들이 체질 좋아하니까 환자 모으려고 그런 거예요. 체질 알려 주고 음식 가려 주고 하니 환자 입장에서는 혹하죠. 그런데 알아서 힘이 되는 경우가 있고 모르는 게 약인 경우도 있어요. 체질을 알아서 평소에 좋은 것만 먹겠다고 할 때는 차라리 모르는 게 약인 거죠."

"아까 질문에 대답 안 하셨는데, 왜 한의원마다 체질 감별이 다른 겁니까?"

"정확한 체질 감별은 정말 어려워요. 오죽하면 체질의학 하는 한의사들이 체질 감별만 정확하면 치료는 끝난 거다 하겠어요. 체질의학에서는 체질 감별이 가장 중요하고 또 제일 어려운 것이라 실수가 많아요. 한의사들이 그동안 체질 감별을 정확하게 하고 또 진단방법을 통일하려고 굉장히 노력 많이 했어요. 체질 감별 진단표를 만들어 공통으로 사용하고 수십억 들여 시간 투자, 돈 투자했는데 결론은 확실한 것이 없어요. 감별 기준이 뚜렷하지 않고 또 사람마다 특성이 달라서 일괄적으로 나누기 어려운 것이죠.

예를 들면 색에 흰색과 검은색만 있으면 구별하기 쉬운데 색이 섞여서 중간에 회색이 끼어 있어요. 회색도 여러 가지가 있잖아요. 진한 회색, 엷은 회색, 검은색에 가까운 진한 회색, 흰색에 가까운 엷은 회색 등등 수없이 많이 나누어지죠. 그 수많은 회색을 너는 흰색에 가까우니 흰색, 너는 검은색에 가까우니 검은색 하고 나눌 수 없는 것과 같아요. 사람은 또 얼마나 다양하겠어요. 한마디로 각양각색이죠. 그렇게 다양한데 딱 네 개나 여덟 개로 구분해 놓으니까 테두리가 명확하지 않고 허술한 거예요. 정확한 체질 감별은 정말 어려워요. 그래서 저는 검은색, 흰색 뚜렷한 사람만 체질 처방을 써요. 음식은 특별히 가려 주지 않는데 다만 병이 있는 환자에게는 병이 나을 때까지 이것을 조금 더 먹고 이것은 먹지 마세요 하는 정도는 말해 주죠. 당신은 이 체질이니 이것만 먹어라 하는 그런 소리는 양심상 절대 못하겠어요. 좋은 것만 먹는다고 절대 건강하지 않아요. 쓸데없이 음식을 지정해서 사람들에게 부담을 주면 안 되죠."

"난 어느 한의원 말을 믿어야 합니까?"

"뚜렷한 체질은 한의사들도 웬만큼 통일돼요. 문제는 뚜렷한 사람보다 뚜렷하지 않은 사람이 훨씬 많다는 점이죠.

예를 들면 양방검사는 객관적이지만 검사 결과를 판독해 치료에 적용하는 것은 양의사들도 각자 달라요. 똑같은 MRI를 보고도 어떤 의사는 수술을 권하고 어떤 의사는 주사를 권하고 어떤 의사는 먹는 약과 물리치료만 해도 된다고 해요. 만약 수술을 권유받았다면 수술은 돈이 많이 들고 또 후유증이 많을 수 있으니까 수술 여부를 결정하는 데 신중해야 해요. 그래서 한 병원에서 수술을 권유받으면 그 MRI를 가지고 다른 병원에 가서 똑같이 수술 치료를 권하는지 확인해 보고 수술 여부를 결정할 필요가 있어요. 저는 환자들에게 최소 세 곳은 다녀 보고 수술을 결정하라고 말합니다. 세 곳 모두 수술하라고 하면 그때 가서 수술해도 돼요. 그런데 한두 곳이라도 수술을 안 해도 된다고 하면 정말 신중하게 다시 생각해 봐야 합니다.

체질을 결정하는 것은 수술 여부를 결정하는 것만큼이나 중요해요. 어쩌면 더 중요할 수도 있어요. 왜냐면 평생을 가니까요. 사상체질, 팔체질은 변하지 않는다고 하니까 일단 체질이 결정되면 평생 동안 먹어서 좋은 것과 나쁜 것이 결정되는 거예요. 그러니 얼마나 중요한 일인가요.

체질을 결정하는 것은 정말 신중해야 하고 또 적어도 다섯 곳 이상의 한의원에서 통일된 대답이 나와야 한다고 봐요. 객관적인 기준인 MRI 검사 결과도 세 곳 정도의 의견 통일이 필요한데 기준이 객관적이지 않은 체질 감별이라면 적어도 다섯 곳 정도는 가 봐야 하지 않겠어요. 그것도 수십 년 동안 체질의학을 전문으로 해 온 노련한 체질 전문 한의사 다섯 명 정도를 방문해서 의견이 통일되면 체질을 따르고, 통일되지 않고 혼동되면 체질이 뚜렷하지 않은 것이니 따르지 않는 것이 좋습니다. 현재 상황이 그러니 한의사마다 의견이 다르다고 실망할 필요도 없고요. 체질 몰라도 건강하게 사는 방법 많아요. 한곳의 말만 듣고 자기 체질을 결정해 버리는 것은 아주 위험한 일입니다."

"체질은 사상체질과 팔체질 분류만 있는 것인가요?"

"체질은 사람들의 어떤 경향성을 파악해서 분류해 만든 것이거든요. 사람들의 특성을 파악하여 어떤 기준을 적용해서 분류해 놓은 것이 체질입니다. 그래서 체질은 분류 기준에 따라 다양하게 표현됩니다. 꼭 사상체질, 팔체질만 있는 것은 아니죠. 몸이 차가운 체질과 따뜻한 체질로 나눌 수도 있고, 오행체질도 있고, 살찌기 쉬운 비만 체질과 알레르기를 일으키는 알레르기체질도 있죠. 다양합니다. 동물성 체질과 식물성 체질로 나눌 때도 있습니다.

나이를 기준으로 노인체질, 소아체질, 장년체질로 나눌 수도 있어요. 노인은 노인들만의 공통된 특성이 있고, 소아는 소아들만의 공통된 특성이 있죠. 장년인 경우에 남자들은 남자만의 특성이 있고 또 여자들은 여자들만의 특성이 있어요. 그것도 체질로 부를 수 있어요. 남녀노소가 다 체질입니다.

혈액형 분류도 하나의 체질이 될 수 있어요. A형 남자는 성격이 어떻고, B형은 어떻고 하는 것도 혈액형별 공통점은 찾은 거예요. 그런 분류가 의학이 되느냐 아니냐의 구분은 질병의 진단과 치료에 대한 체계가 있느냐 없느냐로 결정해요. 질병의 치료에 적용하여 진단법과 치료법이 체계적이면 의학이 되는 것이고 아니면 의학으로 발전하지 못하고 그냥 분류에서 끝나고 마는 것이죠. 혈액형 분류가 그렇게 분류에서 끝난 것이에요. A형이라고 A형만의 병증이나 치료법이 있지 않으니까 체질의학으로 발전하지 못한 것이죠. 다만 참고사항은 돼요.

남녀노소 구분은 병증과 진단, 치료 처방까지 구분되어 있으니 체질의학으로 보아도 무방해요. 예를 들면 노인은 노인들만의 공통된 병증이 있어서 노인이 그 병증을 나타냈을 때 사용하는 처방들이 있고 또 실제 사용하면 효과가 있어요. 남녀노소가 다 마찬가지인데 다만 너무 관례적으로 사용하는 것이라 체질이란 용어를 쓰지 않은 것뿐이죠. 사상체질 분류보다 남녀노소 분류로 치료하는 것이 더 유용할 때도 많아요."

"원장님 책에서도 체질을 이야기했던데요."

"제가 이야기하는 체질은 의사가 당신은 무슨 체질입니다 하고 지정해 주지 않아도 본인이 느낄 수 있는 것을 바탕으로 합니다. 대표적으로 몸이 차가운 체질과 따뜻한 체질로 나누는 것이죠. 자기의 몸이 차가운가 더운가 하는 것은 열 살만 넘어도 본인이 대충 압니다. 제 딸은 열 살 때부터 자기 스스로 우유를 안 먹어요. 우유 먹으면 배가 아프대요. 그래서 자기 엄마가 우유를 먹어야 키가 큰다고 아무리 말해도 안 먹어요. 제가 보기에 찬 성질인 우유를 차갑게 먹어서 배가 아픈 것이다 생각하고 우유를 따뜻하게 데워 한 번만 먹어 보라고 거의 애원해서 먹였더니 배가 안 아프대요. 그래서 그 후부터 우유를 데워 먹었습니다. 어쩌다 찬 우유를 먹으면 다시 배가 아프다고 하고요. 유당불내증은 우유를 먹으면 유당을 소화하지 못해 배가 아프면서 설사를 하는 것인데 제 딸은 따뜻한 우유를 먹으면 배가 안 아프고 설사도 안 하니 유당불내증이 아니죠. 결론적으로 제 딸은 뱃속이 차가운 체질입니다. 간단하죠. 같은 음식이라도 차갑게 먹었을 때와 뜨겁게 먹었을 때의 몸의 반응이 다른 점을 기억하세요.

나이 드신 분들은 자기가 무엇을 먹었을 때 몸에서 나쁜 반응이 있는지 대충 알고 있습니다. 그런 것들만 피하면 크게 문제가 없어요. 그 음식이 나쁘다고 다른 음식까지 멀리할 필요가 없는 것이죠.

몇 가지만 질문해 보겠습니다. 물은 누구나 먹는 식품입니다. 쌀도 수천 년 동안 우리 민족 누구나 먹어온 식품입니다. 그럼 물이 잘 맞는 물체질과 물이 안 맞는 체질, 쌀이 잘 맞는 쌀체질과 쌀이 안 맞는 체질을 구분하는 것이 의미가 있을까요?

물과 쌀은 기미가 약해 체질로 구분하는 것이 적당하지 않다고 합시다. 그럼 기미가 강한 식품을 살펴봅니다. 소금, 식초, 설탕, 고추는 기미가 강합니다. 소금이 잘 맞는 소금체질, 식초가 잘 맞는 식초체질, 설탕체질, 고추체질을 나눌 수 있을까요? 만약 체질을 나눌 수 있다고 가정한다면 체질에 안 맞는 것은 먹지 않아야 할까요? 소금체질은 식초, 설탕, 고추를 먹지 않아야 하는 걸까요? 그럴 수 있을까요?

마지막 질문입니다. 기미가 약한 물과 쌀부터 기미가 강한 소금, 식초, 설탕, 고추까지 체질별로 분류하는 것이 의미가 없다면 그 중간의 음식들을 사상체질, 팔체질로 분류하여 음식에 제약을 주는 것이 과연 올바른 일일까요?"

"원장님이 주장하시는 올바른 식사법을 말해 주세요."

"올바른 식사법은 첫째, 편식하지 않고 골고루 먹는 것, 둘째, 제철음식을 먹는 것, 셋째, 계절 변화에 따른 식사를 하는 것입니다."

물 마시다가 병 생긴다
─ 물 마시기와 수독병

서양의학은 사람을 기계적으로 파악하는 경향이 강하다. 간단한 예로 인체라는 기계가 하루 활동하는 데 필요한 열량을 건강한 성인 남성은 2,500*kcal*, 여성은 2,000*kcal*로 정하고, 물은 남녀 모두 하루 2 *l* 가 필요하다고 기준을 정해 놓았다. 그리고 그것이 부족할 때 발생하는 질병들을 나열하면서 사람들이 자기들의 기준에 따르도록 강요하고 있다. 비록 직접적인 강요는 아니더라도 지속하여 사람들에게 알리고 주입함으로써 무언의 압력을 넣고 있는 것이다.

기준을 정해 놓는 행위가 좋기만 하면 문제가 없겠지만 사람은 머리로 계산하여 딱딱 들어맞는 기계가 아닌 각양각색의 존재이므로 문제가 발생한다.

음식의 경우를 보자. 건강한 성인이 하루 먹는 양의 기준은 몇 칼로리가 아니라 그 사람의 활동량이 기준이다. 몸을 많이 쓰는 경우엔 많은 열량이 필요하니 많이 먹고 적게 쓰는 경우엔 적은 열량이 필요하니 적게 먹는 것이 기준이다. 몸에서 필요한 열량은 인체가 보내는 바디 사인을 통해 알 수 있다. 많은 열량이 필요하면 인체는 배가 고프다는 신호를 강하게 보내고 적은 열량이 필요하면 배가 고프다는 신호를 약하게 보낸다. 그런 바디 사인에 따라 먹는 양을 조절하면 해가 없다. 그런데 바디 사인을 무시하고 미리 이만큼 먹어야 한다고 정해 놓으면 열량이 과다할 수도 있고, 부족해질 수도 있다. 과다하면 비만 같은 영양과다병, 부족하면 영양부족병이 발생한다.

물도 마찬가지이다. 하루에 먹어야 하는 물의 기준은 2 l 가 아니다. 몸에서 소비하는 물의 양이 많으면 많이 마셔야 하고, 소비하는 양이 적으면 적게 마시는 것이 기준이다. 땀을 많이 흘리거나, 노동이 많았거나, 설사하거나, 출혈이 많거나, 열병을 앓거나 하여 물이 부족해지면 인체는 '갈증'이라는 신호를 보내 물을 마시도록 유도한다. 즉 갈증이라는 바디 사인이 인체가 필요한 물의 양이다. 갈증이 없을 땐 물을 마시지 않아도 되는데도 굳이 물을 많이 마시면 물과다증이 발생한다. 몸에서 필요한 양보다 더 많은 음식과 물을 먹었을 때의 해로움을 몸으로 직접 체험한 동양의 선인들은 다음과 같은 유명한 말을 남겼다.

배가 고프지 않은데 억지로 먹으면 비장이 피로해지고, 목이 마르지 않은데 억지로 마시면 위장이 부풀어 오른다.
− 『양생연명록』

배가 고프지 않은데 음식을 먹거나 갈증이 없는데 물을 마시면 비위의 소화기가 과로하여 피로해지고 심하면 질병이 발생하는 것을 경고한 것이다. 과다 섭취하는 것은 물과 음식 모두 나쁜데, 현재의 상황에서는 물의 과다 섭취가 훨씬 심각하다. 그 이유는 다음과 같다.

첫째, 서양의학에서 계속 탈수증을 거론하며 물이 부족하면 만성피로, 노화 촉진, 피부 탄력 저하, 혈전 생성, 비뇨기 이상 등이 발생할 수 있다고 경고하면서 사람들이 물을 많이 마시도록 유도하기 때문이다. 이런 경고는 방송, 신문, 책 등을 통해 계속 사람들에게 주입되고 있다. 서양 의사들은 물과다증에 대한 인식이 없으므로 물부족증은 이야기해도 물과다증은 이야기하지 않는다. 서양 의사들의 획일적인 물 마시기 건강법은 엄청난 숫자의 물과다증 환자들을 양산하고 있다.

둘째, 음식은 부피로 결정하기 힘든 반면 물은 부피로 결정하기 쉬워 사람들은 물을 더 마시게 된다. 물 2 l 는 1 l 리터 물병 두 개이고 보통 컵으로 여덟 잔 정도이다. 과일이나 채소, 국물 같은 것으로도 수분을 섭취하니 여덟 잔보다 적은 네 잔에서 여섯 잔을 주장하는 사람들도 있으나 보통은 '하루 물 여덟 잔'이란 용어가 친숙하다. 나이, 체중, 체격, 노동, 기후, 환경, 몸 상태, 소화기나 비뇨기의 상태 등에 따라 마시는 물의 양이 달라져야 하지만 그런 제시 없이 그냥 하루에 물 여덟 잔이 필요하니 여덟 잔을 마시라고 한다. 이런 주장은 정말 비합리적이다. 체중이 50kg인 사람과 100kg인 사람이 마시는 물의 양이 같아야 할까? 육체노동과 정신노동은? 노인과 소아는? 남성과 여성은? 여름과 겨울에는? 운동을 한 날과 하지 않은 날은? 소화기와 비뇨기가 튼튼한 사람과 허약한 사람은?

서양의학은 사람과 환경의 다양성에 따른 섭취량의 제시 없이 하루 물 여덟 잔을 주장하고 있다. 그런 주장은 알게 모르게 압력이 되어 사람들은 본인의 상태를 돌아보고 마실 물의 양을 올바르게 결정하지 못한 채 결국 귓가에 맴도는 '하루 물 여덟 잔'이란 말에 따라 행동한다. 목이 마르지 않아도 하루 여덟 잔을 채우려고 물을 마신다. 그런 상황이니 물과다증이 발생하지 않을 수가 없다.

『동의보감』에는 물과 관련된 질병이 수독水毒, 수음水飮, 수적水積 등으로 표현되어 있다. 물이 과다하면 수독으로 작용하고, 순행하지 못하고 정체하면 수음이 되고, 더 쌓여서 뭉치면 수적(수벽水癖)이 된다.

물도 음식이다

서양의학의 생리학에서는 신장이 수분 조절을 주관한다. 체내에 수분이 너무 적으면 신장에서 신호를 보내 갈증을 유도하여 물을 마시도록 하고, 반대로 체내에 물이 너무 많으면 신장에서 수분을 배출해 내보낸다. 물을 배출할 때는 노폐물과 대사산물 등 불필요한 물질을 함께 배설하므로 피를 맑게 하고 신진대사를 촉진한다. 따라서 서양의학에서는 신장에 별 이상이 없다면 필요량보다 많은 물을 섭취하는 것이 건강에 도움을 준다고 주장하고 있다.

그런데 서양의학이 크게 망각하고 있는 점이 있다. 바로 물도 음식이라는 점이다. 물도 음식이라 소화기를 통해 소화와 흡수의 과

정을 거친 후에야 노폐물이 신장에 도달하는 것이며 마신 물이 바로 신장에서 처리되는 것이 아니다. 따라서 수액 대사에는 비위와 대장 같은 소화기의 역할이 매우 중요하다.

식사 때 물을 많이 마시면 위액을 희석하여 소화를 방해하거나 체기를 일으킬 수 있고 간혹 물만 먹고 체할 때도 있다. 소화기도 일하지 않고 편히 쉴 시간이 필요한데 물을 자주 마시면 소화기는 휴식 없이 일하여 피로하며 허약해진다. 더 중요한 점은 물을 제대로 소화 흡수하지 못하면 물과다증이 되어 인체의 곳곳에 적체되므로 여러 질병을 일으킨다는 점이다. 서양의학은 이런 점을 간과하고 있다.

한의학에서는 물을 소화하지 못해 발생하는 질병을 '음병飮病'이라 하여 매우 상세히 파악하고 있다.

비위가 허약해지면 마시는 것을 제대로 소화하고 운반하지 못하여 명치에 정체되거나 옆구리에 모이거나 경락으로 들어가거나 방광으로 넘쳐흐른다. 이것 때문에 자주 병이 든다.

음병飮病이란 마신 물이 흩어지지 않아서 병이 된 것이다.

- 『동의보감』

쉽게 말해 음병飮病이란 비위가 허약한 사람이 마신 물을 잘 소화 흡수하고 운반하지 못하여 수분이 뭉쳐서 병이 된 것이다. 수분이 뭉친 것이니 부종이 대표 병증이나 수분이 뭉쳐 있는 부위에 따라 머리부터 발끝까지 전신에 다양한 증상과 질병이 나타날 수 있다.

부위	증상
머리	어지럼증
얼굴	부기, 눈 밑이 검어짐
입	심한 갈증
폐	기침, 가래, 천식(물을 마시면 심해짐), 목구멍에서 그렁그렁 소리가 남
심장	놀라지 않아도 가슴이 저절로 두근거림, 가슴부터 옆구리가 당기고 통증
명치	명치가 더부룩 (+머리만 땀이 심함)
비위	소화장애, 구역, 구토, 딸꾹질, 배가 부풀어 커지고 위장 부위 뱃속에서 꾸르륵 소리(소리는 저절로 날 수도 있고 손으로 눌렀을 때 날 수도 있다), 옆구리통증
대장	설사 + 갈증, 대장 부위 뱃속에서 꾸르륵 소리
방광	소변이 시원하게 배설되지 않음
피부	거칠어짐
사지	부종, 관절통, 몸이 무겁고 통증, 수족냉증

　이런 증상은 한 가지만 나타날 수도 있으나 보통은 여러 증상이 동시에 나타난다. 특별한 이유 없이 이런 증상이 발생하면 물과다증을 의심해 봐야 한다. 양방 병명이 있는 경우에도 선천적인 질병이 아닌데 이런 증상이 뚜렷하면 그 질병은 물과다증으로 발생했을 수 있다.

　TV 방송을 보고 갈증이 없는데도 물을 마셔서 병증이 발생한 사

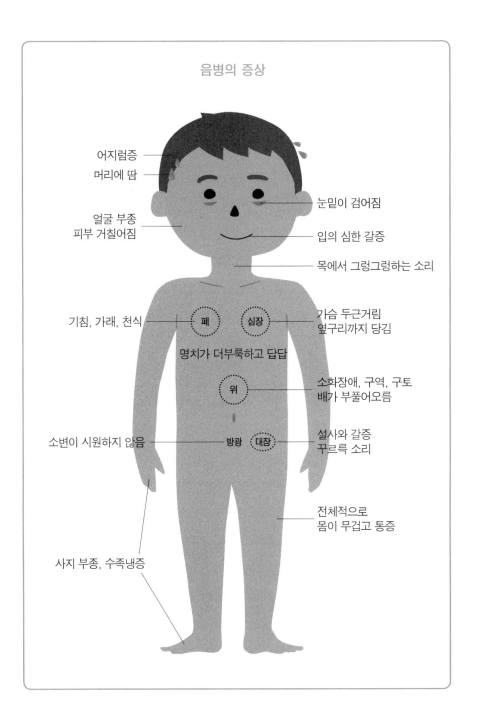

음병의 증상

어지럼증
머리에 땀
얼굴 부종
피부 거칠어짐
기침, 가래, 천식
폐
심장
명치가 더부룩하고 답답
위
소변이 시원하지 않음
방광
대장
사지 부종, 수족냉증

눈밑이 검어짐
입의 심한 갈증
목에서 그렁그렁하는 소리
가슴 두근거림
옆구리까지 당김
소화장애, 구역, 구토
배가 부풀어오름
설사와 갈증
꾸르륵 소리
전체적으로
몸이 무겁고 통증

람들이 너무나 많다. 물의 과잉 섭취가 본인 질병의 원인임을 몰라서 고생하는 사람들이 더 이상은 없어야 한다. 필자의 임상례를 소개한다.

임상례 1

70대의 할머니. TV에서 물을 많이 마셔야 건강하다고 강연하는 양의사의 방송을 본 후 하루 물 여덟 잔 마시기를 시작했다. 정확한 기간은 모르지만 얼마 후부터 가슴이 답답하고 두근거리며 어지러운 증상이 발생하였다. 양방병원에서 검사를 해 봐도 확진이 없고 양방치료도 효과가 없자 한의원을 방문하였다. 진찰한 결과, 소화기가 허약한데 물을 많이 마셔서 물이 소화되지 않고 정체한 것이 원인이었다. 비위를 돕고 수독水毒을 제거하는 한약을 사용하여 치료하였다.

임상례 2

50대 여성. TV에서 하루에 물 여덟 잔을 마셔야 건강하다는 양의사의 말을 듣고 물을 마시기 시작했다. 며칠이 지나자 소화가 잘되지 않고 몸이 무겁고 기운이 적어지기 시작했다. 기간이 더 지나자 입맛이 저하되고 나른함이 심해져 일하기 싫어졌다. 별 이유 없이 팔다리 여기저기가 아프기도 하여 한의원을 방문했다. 진찰 결과 병의 원인은 평소 소화기가 허약한데 물을 필요 이상 많이 마셔서 물을 소화하지 못해 수분이 정체했기 때문이었다. 비위의 기능을 강화하며 수분을 운행하는 약을 투여하니 모든 증상이 사라졌다.

40대 여성. TV에서 탈수증과 물 마시기에 관한 방송을 본 후부터 물 마시기를 시작했다. 어느 날부터 아침에 일어나면 재채기가 나면서 콧물이 줄줄 흘러내렸다. 양방병원에서 비염으로 진단받았는데 양약을 복용하면 잠시 좋아졌다가 끊으면 재발하기를 반복하다가 한의원을 방문했다. 여러 가지를 묻고 진찰하는 도중 물 마시기를 시작하기 전에는 증상이 없었는데 물 마시기를 시작한 이후에 증상이 발생한 것에 주목했다. 또 환자는 피부가 약간 거칠어지고 소변이 시원하지 않으며 얼굴의 부기도 있었다. 수독증으로 판단했다. 환자에게 물 마시기를 중단하라고 권유한 후 수독을 운행하며 제거하는 한약으로 치료하니 비염과 함께 다른 증상들도 개선되었다. 한약을 끊은 후에도 비염은 재발하지 않았다고 한다.

　비염 외에도 잦은 감기, 과민성대장증후군, 만성피로, 부종, 만성위장병, 관절질환, 심장병, 비만 환자에게도 수독증이 많다. 물을 많이 마시면 식사량이 줄어 비만을 예방한다는 주장에 대해서는 물을 필요 이상 많이 마시면 소화기가 피곤해지고 물이 정체되어 몸이 붓고 심하면 부종을 일으켜 살이 더 찌고 건강을 잃게 된다고 말하고 싶다.

　환자들을 진찰해 보면 자신의 병이 물을 많이 마셔서 발생한 물 과다증인 것을 모르는 환자들이 대부분이다. 그런 환자들을 치료하면 한의사로서 보람을 느낀다. 그러나 한편으론 발생하지 않아도 되는 질병이 잘못된 정보 때문에 발생하는 현실이 안타깝기 그

지었다. 편협한 짧은 지식으로 합리적인 기준을 제시하지 못하면서 하루에 물 여덟 잔을 마시라고 떠들어 대는 일부 TV 방송으로 인해 많은 사람들이 괴로움을 겪고 있다.

물의 기본 성질은 차다

물은 뜨거워지면 수증기가 되어 상승하고 차가워지면 이슬이 되어 하강한다. 따라서 수증기는 따뜻하나 물의 형태를 유지하고 있는 것은 기본적으로 차가운 성질이다. 실온의 물이라도 기본 성질은 약간 서늘한 성질이라고 보면 된다.

서양의학에는 찬 기운, 더운 기운에 대한 개념이 없다. 몸이 차가운 사람과 더운 사람, 찬 것을 먹었을 때와 더운 것을 먹었을 때 인체의 반응에 대한 개념이 없으므로 획일적인 물 마시기를 주장한다. 서양의사가 주장하는 다음 내용을 보자.

보약이 되는 물 마시기 건강법 – 가급적 차게 마셔라
– KBS, 「생노병사의 비밀」

이것은 아주 위험한 내용이다. 왜 그런가? 복부는 항상 따뜻해야 병이 없다. 『동의보감』에는 '뱃속이 항상 따뜻한 사람은 여러 질병이 자연스레 생기지 않는데, 그것은 기혈이 건강하고 굳세며 충분하기 때문이다'라고 하였다.

그런데 찬물을 마시면 곧 뱃속으로 냉기가 들어가는 것이니 건강에 이로울 리 없다. 빈속에 찬물을 마시라는 것은 비위를 냉하게 만들어 소화불량과 위장병을 일으키라는 말과 같다. 또 아랫배에 냉기를 만들어 감기, 비염, 장염, 잦은 설사, 과민성대장증후군, 혈액순환장애, 수족냉증 같은 질병을 만들라는 말과 같다. 특히 남성에 비해 몸이 찬 여성은 찬물 먹는 것을 더욱 주의해야 한다. 여성의 아랫배가 냉해지면 냉대하, 생리통, 생리불순, 불임 같은 갖가지 질환이 발생한다. 찬물을 자주 마시는 것은 물을 먹지 않느니만 못하다.

아침에 찬물을 한 잔 마셔야 변비가 해결된다고 생각하는 사람은 아침의 찬물이 비록 변비를 해결할 수는 있으나 그 때문에 더 큰 질병이 발생할 수 있다는 점을 알아야 한다. 물이 장을 윤택하게 만들어 변비를 해결하는 것이 아니라 찬물의 냉기가 대장에 작용하여 대변을 내보내는 것이다. 대장은 차가워지면 무조건 대변을 내보낸다. 중요한 점은 찬물의 냉기가 대장에만 작용하는 것이 아니라는 점이다. 뱃속 전체가 냉해지고 냉기가 쌓여 냉기병이 되는 것이다. 찬물로 쌓인 냉기는 위에서 말한 만성 질병을 일으킬 수 있다.

음양탕 건강법

음양탕은 생숙탕, 반생반숙탕이라고도 한다. 끓인 물과 찬물을 반씩 섞은 것이다. 『동의보감』에는 '술에 많이 취했거나 과일을 많이 먹었을 때 생숙탕에 몸을 담그고 있으면 독기가 빠져나간다'고 하였다. 또 '볶은 소금을 타서 1~2되 마시면 숙식이나 악독한 것을 토해 내고 건곽란이 치료된다'고 하였다. 찬물과 더운물이 섞이는 과정에서 강한 대류작용과 함께 회전력이 증가하는데, 이 작용이 인체에 자극을 주어 땀나게 하고 몸속의 체기를 없애 주는 것이다.

음양탕은 작용이 강하므로 한 번에 많이 마시면 구토를 할 수 있으나 조금씩 마시면 소화를 돕고 체기를 없애 주며 순환을 돕는다. 따라서 식후에는 음양탕을 조금 마시는 것이 좋다.

평소에 물을 마실 때도 찬물과 더운물을 섞어 바로 마시는 음양탕이 건강에 좋다. 요즘처럼 정수기에서 냉수, 온수가 함께 나오는 경우엔 음양탕을 만들기도 쉬우니 많은 사람이 이용했으면 좋겠다.

가장 올바르게 물 마시기

『동의보감』을 비롯해 각종 양생법을 참고하여 올바르게 물 마시는 법을 제시한다.

1. 물은 갈증을 느낄 때 마시는 것이 원칙이다. 단 갈증이 심할 때 마시면 한 번에 너무 많은 양을 마시게 되어 소화기에 좋지 않다. 갈증이 심하지 않을 때 조금씩 나누어 마시는 것이 좋다. 평소 소화 기능이 허약하거나 설사를 자주 하는 사람은 물 마시기에 주의해야 한다.
2. 물을 마실 때는 물도 음식이라 생각하고 되도록 천천히 마신다. 급하게 먹는 밥이 체하듯 급히 마시는 물도 체할 수 있다. 물을 급히 마시면 기운의 순환이 막히고 물이 정체된다.
3. 식후에는 물을 조금만 먹는다. 식후에 물을 많이 먹으면 소화불량을 일으키고 심하면 체기가 발생한다.

4. 식전이나 공복에 마시는 물은 따뜻한 물이 좋다. 식후에는 위장이 활발히 활동하며 열이 발생하므로 약간 시원한 물을 마시는데 실온의 물이 좋고 지나치게 찬물은 좋지 않다. 식후에는 찬물과 더운물을 반씩 섞은 물인 음양탕을 조금 마시면 소화를 돕는다.

5. 잠자다 깨어 물을 마시고 다시 잠자는 습관은 좋지 않다. 자다가 물을 마시면 마신 물이 소화되지 않고 정체하기 쉽다. 그때는 약간 입을 축일 정도로 조금만 마셔야 한다.

6. 수분을 보충하려고 커피, 녹차, 옥수수수염차를 마시는 것을 옳지 않다. 이들은 이뇨작용이 있어서 수분을 배출한다.

7. 노인은 갈증을 느낄 때 갈증을 해소할 정도로만 조금 마셔야 한다. 노인이 물을 자주 마시면 비위 기능을 허약하게 만들어 몸 전체가 허약해질 수 있다.

모자라면 부족증
지나치면 과다증
모자라도 병, 지나쳐도 병이 된다!